RÉFLEXIONS

SUR

L'INTERMITTENCE

CONSIDÉRÉE

CHEZ L'HOMME DANS L'ÉTAT DE SANTÉ

ET DANS L'ÉTAT DE MALADIE;

SUIVIES

De Recherches chimiques sur l'Olivier d'Europe, et d'Observations médicales sur le Principe amer de ce végétal dans le traitement des Fièvres intermittentes observées en Espagne et en Morée;

PAR E. PALLAS,

Docteur en Médecine de la Faculté de Paris, Médecin ordinaire des armées, Chevalier de l'Ordre royal de Charles III, Membre de plusieurs Sociétés savantes.

PARIS,

BÉCHET JEUNE, LIBRAIRE,
PLACE DE L'ÉCOLE DE MÉDECINE, N° 4.

1830

IMPRIMERIE DE HUZARD-COURCIER,
Rue du Jardinet, no 12.

TABLE DES MATIÈRES.

FIN DE LA TABLE.

A

MONSIEUR L'INSPECTEUR

BARON DES GENETTES,

COMMANDEUR DE L'ORDRE ROYAL DE LA LÉGION D'HONNEUR, ET CHEVALIER DE CELUI DE L'ÉTOILE POLAIRE; MEMBRE DE PLUSIEURS ACADÉMIES NATIONALES ET ÉTRANGÈRES.

HOMMAGE RESPECTUEUX

DE SON DÉVOUÉ SERVITEUR ET ÉLÈVE

PALLAS.

INTRODUCTION.

Le titre de cet Ouvrage indique assez la nature du sujet que j'ai voulu traiter; on le voit, en effet, par les réflexions générales et particulières, que je crois devoir mettre en avant sur la périodicité considérée chez l'homme dans l'état de santé et surtout dans celui de maladie.

On pense bien qu'éloigné, comme je l'ai été depuis sept ans, des grandes ressources, j'ai dû plus souvent avoir recours au livre de la nature dans les hôpitaux de l'armée qu'à ceux des bibliothèques. Cependant je n'ai pas laissé de mettre à profit tout ce qui a été dit ou écrit par MM. Alibert, Fizeau, Coutanceau, Vaidy, G. Roux, etc., sur les fièvres intermittentes simples ou pernicieuses, et les remarques, ainsi que les réflexions profondes de l'illustre chef de la

Médecine militaire, M. le professeur baron Desgenettes, sur les affections intermittentes en général. La *Pyrétologie physiologique* de M. le docteur Boisseau, en me fournissant une foule de documens précieux, m'a été d'un grand secours dans l'exposé de mes réflexions sur l'intermittence dans l'état de maladie.

J'ai cru devoir présenter à la suite de ces données le résultat des recherches chimiques et médicales que j'ai eu occasion de faire, soit en Espagne, soit en Morée, sur l'olivier d'Europe, et qui m'ont fait découvrir la propriété éminemment fébrifuge du principe amer qu'il renferme. Ces effets, dans un très grand nombre de cas, ont même été plus décisifs que ceux du quinquina ou ses préparations. Pour procéder avec plus de méthode, et pour donner plus de précision surtout aux expériences, j'ai entrepris l'analyse chimique des feuilles et des écorces de ce végétal, en mettant à profit, autant qu'il a été en mon pouvoir de le faire, les modifications favorables apportées à l'analyse chimique des végétaux, et à l'aide desquelles MM. Vauquelin, Laubert, Pelletier et Caventou sont parvenus à de si utiles découvertes. En publiant dans cet Ouvrage les résultats favorables que j'obtins en 1826 et 1827, lorsque j'étais en Espagne, et ceux que je viens d'obtenir tout récemment à l'hôpital militaire de Patras (en Morée), je crois pouvoir annoncer que les propriétaires qui s'occupent en grand de la culture de l'olivier, dans le midi de la France, seront encouragés en apprenant que cet arbuste renferme, dans son écorce surtout, un principe amer qui, dans beaucoup de cas, peut tenir lieu de quinquina. Un fait de cette nature peut devenir important et pour la science et pour le pays. Si, par une guerre ou par toute autre cause, la navigation venait à être interrompue, nous aurions chez nous un excellent anti-périodique qui, dans beaucoup de cas, peut remplacer l'écorce du Pérou. Je ne doute même pas que, si les chimistes et les médecins s'occupent sérieusement, chacun en ce qui les concerne, de cet objet, nous ne voyions un jour obtenir des résultats plus favorables sous le rapport chimique, et une application plus raisonnée et plus étendue au traitement des maladies. Et de mon côté, ne pourrai-je pas me glorifier de mes efforts, si je parviens à démontrer que l'olivier de nos climats peut remplacer avec avantage le quinquina que nous obtenons avec tant de dépenses et quelquefois de difficultés, et parvenir ainsi à donner une valeur réelle à un produit territorial, et en même temps fournir à la Médecine un moyen de plus pour combattre les fièvres intermittentes, qui ne règnent que trop dans certaines contrées de la France?

RÉFLEXIONS

L'INTERMITTENCE EN GÉNÉRAL,

SUIVIES DE RECHERCHES

CHIMIQUES ET MÉDICALES

SUR

L'OLIVIER D'EUROPE.

PREMIÈRE PARTIE.

RÉFLEXIONS SUR L'INTERMITTENCE EN GÉNÉRAL.

Tous les actes ou mouvemens de la nature vivante, de même que tous ceux de la nature brute ou inorganique, se manifestent avec des intervalles sensibles plus ou moins longs d'action et de repos. Les grands phénomènes physiques, les mouvemens des astres, leur rapprochement ou leur éloignement de la terre, s'offrent à l'esprit de l'observateur attentif périodiquement. Si, après avoir observé les phénomènes primordiaux qui se passent à la surface du globe, nous examinons ceux qui ne sont que la conséquence des premiers, nous trouverons les différentes saisons, les phases de la lune; la révolution du soleil, qui, dans vingt-quatre heures, nous donne l'idée de quatre saisons de l'année; l'abaissement et l'élévation de la température, l'évaporation et la condensation des liquides, le froid et le chaud, le sec et l'humide, les solides et les liquides, tout se présente à l'homme sous des états plus ou moins opposés d'une manière intermittente.

CHAPITRE PREMIER.

De l'intermittence considérée dans l'état de santé.

Si, après avoir comparé, observé et apprécié le cercle des phénomènes qui se passent autour de lui, l'homme examine ceux non moins importans qui se passent dans la nature vivante, et en particulier dans son espèce, il verra qu'ils se manifestent constamment par un mouvement intermittent dans l'état de santé, et, le plus souvent aussi, dans l'état de maladie. La vie, premier mouvement ou acte qui constitue l'être animé, et qui est déterminé par la fécondation de la femelle; la circulation, la respiration, la digestion, la nutrition, les sécrétions, la veille, le sommeil, l'enfance, l'adolescence, la puberté, les fonctions de l'utérus, la virilité, la vieillesse, et enfin la mort même, tout a une marche périodique. Avant d'examiner l'intermittence chez l'homme malade, hasardons quelques idées générales sur l'avenir de cet être supérieur à tous les autres animaux, et voyons ce qu'il devient arrivé au terme de la période de son existence physique. Je n'exposerai point ici ce qu'ont dit sur ce sujet les médecins et les philosophes, parce que je n'en ai point le pouvoir; je n'ai point d'autre désir que d'exposer sommairement quelques vues physiologico-philosophiques sur l'avenir de l'espèce humaine.

Les végétaux, de même que les animaux, ont des organes sexuels au moyen desquels ils se reproduisent, germent, croissent, fleurissent, fécondent, fructifient, et enfin meurent après avoir assuré leur succession. Parmi les animaux, suivant donc la même loi, un grand nombre d'insectes même paraissent n'avoir d'existence que pour procréer; car plusieurs espèces meurent immédiatement après avoir assuré leur progéniture. Chez l'homme, la nature semble lui avoir donné plus de moyens de se perpétuer; car il possède, ainsi qu'un grand nombre d'animaux, cette faculté pendant plus de la moitié de la durée ordinaire de sa vie. Il est inutile de faire mention des différentes hypothèses dont les physiologistes se sont servis pour expliquer le mécanisme de la génération; car nous n'avons pas encore pénétré le voile qui en enveloppe le mystère : mais ce qu'il y a de certain, c'est que, dans cette importante fonction, la femelle reçoit du mâle le principe excitateur de la vie, qu'elle est chargée de transmettre au germe, et lui donner ainsi la vie, *le moi*. Cet être vivifiant, qui peut être considéré comme la partie morale de l'espèce, l'esprit, l'âme enfin, est celui qui donne à tous les corps vivans la conscience du sentiment d'eux - mêmes, qu'ils reçoivent de leurs pères, et doivent, dans l'ordre ordinaire des choses, le transmettre à leurs enfans, et se perpétuer ainsi par la génération. De cette façon, les hommes de cette époque représente-raient les hommes des temps antérieurs, non point physiquement, mais bien moralement. Expliquons d'une autre manière cette idée, qui renferme toute l'importance de notre proposition. L'homme rudi-mentaire, dès l'instant qu'il a reçu l'influence de ses pères qui lui ont donné la vie, est animé par une portion du *moi*, de *l'esprit générateur* qu'il doit aux auteurs de son existence, qu'il doit transmettre à ses enfans, et ceux-ci à leurs héritiers. De sorte que l'homme physique n'a qu'une existence dont la durée ne dépasse jamais certaines limites, tandis que l'homme moral, le moi, l'esprit générateur ou l'âme, subsiste perpétuellement, et se transmet de génération en génération; d'où l'on pourrait con-clure que l'homme a vécu avant de vivre et qu'il vivra après sa mort. Les réflexions générales aux-quelles je me suis livré pour expliquer l'intermit-tence de la vie et de la mort de l'homme matériel seront peut-être jugées comme étant étrangères au sujet de mon ouvrage. N'importe, je m'attends bien à ne pas voir tout le monde de mon avis; mais comme en Médecine, de même qu'en politique, on observe assez souvent un flux et un reflux, une in-termittence enfin, j'ai dû saisir le premier moment favorable pour exprimer ma pensée sur ce sujet. Au surplus, ce que nous venons de dire n'est fondé que sur l'analogie, et ne peut être démontré que par induction : car s'il en était autrement, c'est-à-dire qu'il fût facile de prouver ce que nous avançons, on pourrait se flatter d'avoir trouvé les bases les plus solides d'une véritable morale, les vrais principes d'éducation, de religion, et tous ceux de l'ordre social qui ont pour objet d'assurer le bonheur de l'espèce humaine.

CHAPITRE II.

De l'intermittence considérée dans l'état de maladie.

Les diverses positions dans lesquelles je me suis trouvé depuis plus de sept ans dans les hôpitaux de l'armée, en France, en Espagne, en Morée, m'ont fourni l'occasion d'observer les maladies dans différens pays, sous différentes latitudes, dans des localités et des climats variés. Les affections intermittentes, dont nous exposerons quelques vues générales sous le rapport de leur nature, de leur cause, de leur siége et de leur traitement, sont les maladies qui, dans tous les pays, se sont offertes à notre observation en plus grand nombre, sous des formes variées et sous différens types. Les gastro-entéro-encéphalites intermittentes, désignées sous la dénomination de *fièvres pernicieuses*, de même que celles qui ont une marche continue susceptible de revêtir le caractère rémittent ou subintrant, seront aussi l'objet de quelques remarques pratiques, parce

qu'elles se sont souvent manifestées sur des individus affectés d'un état plus ou moins complet de nostalgie, et qui, sous le rapport du traitement que j'ai
eu occasion de leur opposer, méritent, dans l'état
actuel de la Médecine, de fixer l'attention du praticien.

Il y a environ quinze ans que le fondateur de la
doctrine physiologique a fait connaître la nature et
le siége des fièvres intermittentes, en les considé-
rant comme le résultat d'une irritation qui devait
avoir son siége dans la muqueuse gastro-intestinale.
Depuis que M. le professeur Broussais a eu posé les
premiers fondemens de sa doctrine, l'expérience de
plusieurs années est venue confirmer ou modifier
l'opinion de ce médecin célèbre, qui a dit avec raison qu'il n'y avait point de fièvres essentielles,
qu'elles avaient pour cause l'irritation d'un ou de
plusieurs organes, *dont elles étaient l'effet*. Plusieurs
médecins physiologistes, d'accord avec leur maître
sur la nature de ces fièvres, ont démontré qu'elles
n'avaient pas constamment pour cause l'irritation
gastro-intestinale, que tous les organes de l'économie pouvaient, a dit le premier M. le docteur Boisseau, devenir le siége des affections intermittentes.
Cette opinion se trouve entièrement confirmée aujourd'hui par les observations d'un assez grand
nombre de médecins, et particulièrement par celles
de M. le docteur van de Keere, qu'il a recueillies à
l'hôpital de la garde royale, dans le service de M. le
docteur Regnault, médecin en chef de cet hôpital.
A peu près à la même époque, c'est-à-dire à la fin

de 1827, et au commencement de 1828, je publiai dans le *Journal universel des Sciences médicales*, un assez grand nombre d'observations de phlegmasies, particulièrement du poumon, qui avaient offert le caractère tout-à-fait intermittent, ce qui démontre encore la vérité de l'opinion émise par l'auteur de la *Pyrétologie physiologique*.

Nous voilà donc bien fixés sur la nature des fièvres intermittentes simples bénignes; mais sommes-nous aussi avancés relativement à leur siége? Je ne le pense pas; car il en est qui présentent des symptômes très intenses sous des types et des stades bien tranchés, et dont l'origine échappe souvent à l'observateur le plus attentif. Dans une fièvre quotidienne ou tierce, le frisson, par exemple, qui précède le plus souvent ces affections, semble être occasioné par un spasme général du système capillaire sanguin de la périphérie, qui, ne recevant plus de sang, occasione le sentiment de froid que les malades éprouvent au moment de l'invasion des accès. Ce spasme, qui n'est pas toujours le produit de la gastrite, ou de la gastro-entérite, peut être occasioné par l'irritation primitive des filets nerveux, qui donnent au réseau vasculaire sanguin le stimulus nécessaire à leur activité normale, se soutient pendant toute la durée du frisson, et est remplacé par un surcroît d'action des vaisseaux capillaires qui sont irrités à leur tour; alors la chaleur de la peau succède au frisson, et bientôt survient une sueur plus ou moins abondante qui termine l'accès. Cette opinion, émise

déjà par Sauvages (1), qui ne croyait point à l'es-
sentialité des fièvres intermittentes, se trouvera
soutenue par l'état d'émaciation ou d'hydropisie
que l'on observe sur des malades qui ont souffert
plusieurs rechutes de fièvres intermittentes; phénomène que nous devons attribuer à l'altération
primitive du système sanguin, ou au résultat de l'action des agens thérapeutiques employés pendant le
traitement.

Quelque temps après l'arrivée des troupes françaises à Navarin, nous eûmes à traiter, entre autres
maladies, un assez grand nombre de fièvres intermittentes. Lorsque ces maladies étaient simples,
bénignes, à siége unique, offrant une apyrexie bien
marquée, elles cédaient facilement et promptement
à l'action des moyens thérapeutiques; mais susceptibles de récidiver un grand nombre de fois, les
fièvres intermittentes se sont présentées deux, trois,
quatre, cinq et même six fois sur le même individu.
Soit que l'on veuille attribuer ces accidens à un
mauvais régime, au défaut d'habitation, à l'influence
particulière des deux atmosphères, maritime et ter-
restre, ou à d'autres causes locales que nous igno-
rons, il n'en est pas moins vrai que les convalescens
restaient long-temps malingres, valétudinaires, et
ne recouvraient qu'avec une extrême difficulté leur

---

(1) Sauvages a dit qu'il n'y avait point de fièvres essentielles, et qu'elles étaient toutes symptomatiques de l'obs-
truction des capillaires ou de l'irritation du cœur.

santé et leurs forces habituelles. Après un nombre
plus ou moins considérable de rechutes, ceux qu'on
avait vus plusieurs fois dans les hôpitaux avaient, pour
le plus grand nombre, les pieds et les jambes dou-
loureux, engorgés, œdématiés; enfin il survenait
chez eux une diarrhée consomptive qui venait com-
pliquer la maladie, et ces malheureux succombaient
dans un état leuco-phlegmatique des plus mons-
trueux.

Une trentaine d'autopsies, dont nous allons donner l'histoire générale, faites sur des individus qui
avaient succombé à la suite de colite chronique,
ayant été précédée de plusieurs rechutes de fièvres
intermittentes, militeront encore en faveur de l'opinion que nous soutenons.

Habitude extérieure. Bouffissure de la face, qui
s'étendait aux paupières supérieures, dont quelquefois la peau était lisse, luisante; le ventre bombé,
saillant et plus ou moins dur. Les extrémités inférieures offraient un engorgement œdémateux quelquefois énorme et plus considérable du côté sur
lequel le malade s'était couché. Dans les derniers
instans de la vie, cet engorgement occupait les pieds,
les jambes, et souvent les cuisses, les poignets et les
mains; enfin tout le tissu cellulaire sous-cutané contenait une certaine quantité de sérosité. Quelquefois
il se manifestait à l'un des pieds et à la jambe correspondante un point gangréneux d'une étendue
d'un à deux pouces, au centre duquel s'élevait une
vésicule de couleur livide, qui bientôt se déchirait
et formait des ulcérations gangréneuses d'une éten-

due énorme. Dans quelques cas, la membrane muqueuse de la bouche était tuméfiée ou ulcérée, et exhalait une odeur des plus repoussantes.

Thorax. Presque toujours les poumons ont été trouvés sains, ainsi que les conduits aériens. Les plèvres costales et pulmonaires présentaient souvent des adhérences plus ou moins anciennes. La cavité de la poitrine renfermait dans des cas rares une assez grande quantité de liquide séreux; le péricarde en était constamment distendu. Le cœur, qui était presque toujours mollasse et se déchirait avec une extrême facilité, a offert sur deux sujets, dans le ventricule droit et dans l'oreillette correspondante, un caillot de sang composé de fibrine colorée et d'une substance blanche gélatiniforme, retractile, tremblante, offrant physiquement et chimiquement beaucoup d'analogie avec la couenne que l'on trouve souvent après la saignée à la surface du sang veineux. Les gros vaisseaux artériels et veineux ayant leurs tuniques constamment saines, étaient dans leur état naturel; le sang trouvé dans leur intérieur était noir, pauvre, contenant des proportions plus qu'ordinaires de sérosité.

Abdomen. La cavité abdominale contenait toujours une assez grande quantité de sérosité d'un vert-jaunâtre, transparente, dans laquelle les épiploons et la tunique péritonéale des intestins paraissaient avoir été macérés, ce qui les rendait dans quelques cas d'une blancheur extraordinaire, comme si depuis long-temps ces membranes n'avaient point été pénétrées par le sang. L'*estomac* et les in-

testins grêles étaient souvent le siége d'une phlegmasie plus ou moins intense. C'est principalement
dans la partie inférieure de l'iléon et dans le cœcum
même que les altérations pathologiques ont été
rencontrées le plus fréquemment. Mais c'est surtout dans la membrane muqueuse de la partie inférieure du colon déscendant que les désordres ont
été marqués et constans. Rouge, épaissie, fon-
gueuse, ulcérée ou gangréneuse, la tunique interne du colon renfermait quelquefois des caillots
de sang pur. Dans un cas même, la paroi du même
intestin était entièrement détruite par une ulcéra-
tion, et formait une perforation par laquelle les
matières passaient et s'épanchaient dans la cavité
abdominale. La pâleur de la membrane séreuse de
l'abdomen devenait remarquable, surtout lorsque
l'on rencontrait dans le colon du sang qui s'était
coagulé, ce qui établissait un contraste des plus
singuliers. Le foie était aussi plus volumineux que
dans l'état normal, et souvent le siége d'une altération plus ou moins profonde. Cet organe avait quel-
fois l'aspect gras et présentait son tissu d'une fragilité remarquable. La rate a été souvent trouvée
plus volumineuse que dans l'état naturel, et comme
le foie, elle se déchirait avec la plus grande facilité.
Les glandes mésentériques quelquefois étaient fortement engorgées. Le pancréas, les reins, les uretè-
res et la vessie n'ont offert dans aucun cas aucune
particularité remarquable.

Si l'on cherche l'origine de tous les désordres organiques dont nous venons de tracer l'histoire, je

ne pense pas qu'on puisse les attribuer uniquement à l'inflammation du colon. La flaccidité du cœur, la fragilité de son tissu, l'état maladif des individus, dans le plus grand nombre de cas, l'engorgement œdémateux des extrémités qui furent observés avant l'explosion de la colite, m'autorisent à croire que l'affection intermittente dont on avait observé plusieurs récidives, paraissait en avoir été la cause principale et première en agissant sur les vaisseaux capillaires sanguins, et peut-être aussi sur l'organe central de la circulation lui-même. Si l'on examine ensuite les malades dans l'état de convalescence, on les verra constamment pâles, faibles, étiolés, rechutant sous l'influence des changemens de temps et du plus léger mouvement dans la température extérieure : tout annonce que le réseau du système capillaire sanguin reçoit la première impression morbifique. Ainsi, dans les fièvres intermittentes franches, avec une apyrexie complète, fièvre dont le siége a été placé dans le canal digestif, doit être attribué, selon Sauvages à l'irritation des vaisseaux capillaires, à la suite de laquelle on observe très souvent, soit comme complication, soit comme effet consécutif, une irritation gastro-intestinale plus ou moins vive. Enfin, l'invasion de la maladie, son type, sa marche, la fréquence des récidives, les altérations organiques que l'on trouve après la mort sur les sujets qui ont long-temps souffert de l'affection intermittente, tout annonce un désordre profond d'une partie ou de la totalité du cercle circulatoire, dont les effets les plus sensibles s'observent dans le tissu cellulaire sous-cutané et dans les membranes séreuses.

Lorsque l'irritation en général a son siége dans un seul organe dont les sympathies sont assez bornées, la maladie prend ordinairement le type intermittent, et offre un intervalle apyrétique plus ou moins long. Lorsque l'irritation est intermittente dès le début, mais que le siége en a lieu sur un organe chez lequel les sympathies sont très actives, la maladie peut devenir rémittente, subintrante, et même continue. Enfin une irritation ayant son siége dans un organe quelconque peut se réveiller dans un autre organe, lorsqu'elle s'éteint dans le premier, et se reproduire encore dans un troisième, lorsqu'elle baisse ou disparaît dans le second, et se manifester de nouveau sur le premier organe attaqué, et voyager ainsi d'un organe à un autre, en donnant naissance à des phénomènes sympathiques plus ou moins intenses, en raison de l'importance de l'organe affecté et des liens sympathiques qu'il peut avoir avec le reste de l'économie. Ainsi dans les fièvres rémittentes ou subintrantes, et même dans les irritations qui offrent à l'observation du médecin des symptômes qui se manifestent sans interruption; dans ces deux cas même, il y a encore souvent intermittence, bien qu'il n'y ait point d'apyrexie, parce qu'alors l'irritation ne fait que changer de place. Il y a donc véritablement intermittence d'irritation dans les organes sans apyrexie. Ce que nous venons de dire mérite de fixer l'attention du médecin, parce que c'est un point de doctrine des plus

(18)

importans pour la pratique, attendu qu'il justifie,
dans beaucoup de cas, l'emploi du quinquina et de
quelques autres toniques dans le traitement de ces
pyrexies. Et ne sait-on pas qu'à une époque encore
peu éloignée de nous, et où l'on consultait moins
les organes dans l'exploration des maladies, cette
médication formait la base principale du traitement
de celles dont nous parlons, et elle ne fut pas certainement toujours infructueuse. Il faut espérer qu'à
l'avenir la nature et le siége des maladies étant
mieux connus, les révulsifs toniques seront entièrement réintégrés dans le cadre des agens thérapeutiques, et pourront être administrés avec succès par
les praticiens habiles. De même que nous voyons
des irritations intermittentes à siége unique devenir
rémittentes ou continues, en attaquant deux ou
plusieurs organes successivement ou simultanément;
de même aussi nous voyons journellement des irritations à siége double ou triple, offrant des phénomènes morbides rémittens ou continus, devenir
simples et décidément intermittentes. C'est ainsi
que nous voyons très souvent des affections de l'estomac ou des intestins, du poumon, des bronches,
du cerveau ou de ses enveloppes, de la peau, du
tissu fibreux ou synovial, et de tous les tissus organiques, à siége unique, simples, intermittentes dès
le début, devenir complexes avec le caractère rémittent ou continu à une époque plus avancée de
la maladie, et réciproquement.

Les irritations intermittentes présentent des dif-
férences dans leur gravité, suivant l'importance de

(19),

l'organe affecté et l'intensité de la maladie. Franches, simples, bénignes dans certains cas , dans
d'autres elles offrent des phénomènes graves et com-
pliqués, ce qui les avait fait diviser en fièvres intermittentes essentielles, en fièvres pernicieuses et en
fièvres larvées. Les premières ne sont, comme nous
l'avons vu précédemment, que le résultat de l'irritation ayant souvent son siége dans l'estomac et les
intestins ou dans le système circulatoire; les se-
condes ont pour cause la gastro-entéro-encéphalite; et les troisièmes ne sont autre chose que des
phlegmasies plus ou moins vives de l'estomac, du
cœur, des poumons, du cerveau, avec cette particularité, qu'elles offrent toujours le caractère intermittent. Nous rapporterons quelques observations
de ces maladies lorsque nous aurons dit un mot sur
les causes qui leur donnent le plus souvent naissance et les symptômes qui les caractérisent.

On a dit avec raison que les contrées basses, hu-
mides, marécageuses, dont l'atmosphère est constamment chargée d'humidité, tenant en dissolution
les produits de la décomposition putride des substances animales et végétales, étaient la cause la plus
ordinaire des fièvres intermittentes, simples et pernicieuses. Toutefois l'influence de l'humidité considérée isolément, de même que celle d'une atmosphère
réduite à un état de siccité plus ou moins complet
par l'imminence de la chaleur, sont peu ou même
ne sont aucunement préjudiciables à la santé. Mais
lorsqu'a une température sèche et chaude succède
brusquement un temps de pluie, les gaz délétéres,

2..

alors, en se dégageant des foyers où ils se forment, se dissolvent dans l'humidité de l'air atmosphérique, et deviennent ainsi la source des maladies propres à certaines saisons et aux contrées réputées malsaines.

Nous avons constamment observé que lorsque la pluie succédait à un temps plus ou moins chaud et sec, l'état sanitaire des troupes devenait moins satisfaisant, et que le nombre de malades dans les hôpitaux s'accroissait considérablement. C'est toujours pendant le règne des premières pluies, ou immédiatement après, que ces effets ont été observés en Espagne, et plus particulièrement en Morée. A cette occasion, nous allons appuyer ce que nous venons de dire d'un passage d'une note remarquable de M. le professeur Sérulas, membre de l'Institut, qu'il a publiée en 1817 dans le *Journal de Médecine, Chirurgie et Pharmacie militaires*, t. III, p. 316.

« Mais ces émanations, connues sous la déno-
» mination de *miasmes*, dont la présence s'annonce
» quelquefois par une odeur particulière, et tou-
» jours par leur influence pernicieuse sur l'écono-
» mie animale; ces principes, qui ont échappé jus-
» qu'à ce jour à tous les moyens que la Chimie a
» mis en usage pour les saisir, comment définir
» l'action qu'a le chlore sur eux? car les fumigations
» chloriques produisent, on n'en doute plus, de bons
» effets dans ce dernier cas comme dans le premier.

» Notre célèbre maître, M. Vauquelin, regarde
» l'eau hygrométrique de l'atmosphère comme le
» véhicule des différentes émanations terrestres.
» On remarque, à l'appui de cette opinion, que les

» maladies épidémiques cessent dans l'hiver, dans
» les grands froids ou dans les grandes chaleurs.
» Dans la première circonstance, cette eau est con-
» densée ou solidifiée; dans l'autre, elle est gazéifiée;
» en dissolution parfaite dans le calorique, elle
» n'est plus sensible à l'hygromètre, elle n'a plus
» d'influence sur les animaux. »

Hippocrate, qui observait les causes des maladies dans le pays dont nous parlons, a dit, en parlant de l'action de ces causes sur l'homme malade : *Ex anni vero constitutionibus, in universum quidem siccitates pluviosis, sunt salubriores et minus lethales* (1).

Nous avons aussi remarqué qu'il n'était pas nécessaire au développement des fièvres intermittentes que le pays fût bas et humide ou marécageux ; car nous avons vû des localités offrant des conditions entièrement opposées, et où cependant les fièvres intermittentes se présentaient en très grand nombre, et souvent avec un caractère très grave. A Pampelune (en Espagne), par exemple, ville située sur un vaste plateau très élevé et bien aéré, arrosée par une rivière qui prend sa source dans les Pyrénées, et dont le cours est constamment rapide ; lieu d'ailleurs où les alimens de première nécessité sont d'excellente qualité ; à Pampelune, dis-je, nous avons observé, pendant cinq ans que nous y sommes restés, et surtout à l'époque du passage de l'hiver au printemps et au commencement de l'été, que les fièvres intermittentes y dominaient et affectaient à

---

(1) Hipp., A ph. 15, sect. III. (Édit. Pariset.)

la fois les militaires et les habitans de la ville. Un fait qui prouve l'influence de certains agens morbifiques sur la santé des hommes, et dont nous avons été témoin, mérite de trouver place ici. Deux régimens d'infanterie de ligne, le 6ᵉ et le 9ᵉ, formaient la garnison de Pampelune en 1824; un bataillon du 6ᵉ occupait la citadelle, tandis que l'autre bataillon avec le 9ᵉ régiment occupaient les casernes de la ville. Les troupes de la citadelle fournissaient à l'hôpital, proportionnellement à celles de la ville, le double de malades, la plupart atteints de fièvres intermittentes. En vain chercha-t-on long-temps la cause de cette différence, qui chaque jour devenait de plus en plus remarquable. L'année suivante, le 9ᵉ régiment remplaça le 6ᵉ à la citadelle, qui, à dater de ce moment, donna plus de malades. Il ne restait plus de doute alors que la cause de cette différence ne résidât dans l'état des localités, et que le froid et l'humidité, plus sensibles dans l'intérieur de la forteresse, ne fussent occasionés par la hauteur des bastions et la terre des blindages auxquels avaient été adossées les baraques destinées au casernement. Voyant l'impossibilité de remédier à cet état de choses, on se borna à prescrire au soldat de porter plus long-temps ses habits d'hiver. Au commencement de 1827, le général baron Baltazar d'Arcy, commandant la 2ᵉ brigade de la garde royale, et alors gouverneur de la place de Pampelune, pensa avec raison que la cause qui produisait plus de malades à la citadelle qu'à la ville ne résidait pas uniquement dans le froid et l'humidité qui s'y manifestaient. En conséquence, après avoir convoqué le commandant de la place, le sous-intendant militaire, les officiers de santé en chef de l'hôpital militaire, il visita avec ces messieurs toutes les parties de la citadelle. On trouva que les fosses d'aisance n'avaient point d'issue, et qu'elles regorgeaient de matières en pleine putréfaction. On observa en outre qu'il existait un vaste fossé à l'ouest de la forteresse, au pied et en dehors des fortifications, et servant de réservoir à l'urine et à des matières fécales que fournissait une latrine établie au haut de la muraille et au-dessus du fossé. M. le général Baltazar d'Arcy ordonna de suite que les fosses d'aisance, non-seulement celles de la citadelle, mais aussi celles des casernes de la ville, fussent vidées sans délai, et que l'on disposât les canaux de décharge de manière à conduire au loin toutes les matières infectes et autres substances susceptibles de produire des émanations malfaisantes. L'ordre du gouverneur fut exécuté avec la plus grande promptitude par les soins de M. Loz de Beaucourt, commandant de la place; la ville et la citadelle furent promptement débarrassées de toutes les immondices, et nous eûmes un résultat prompt et favorable de ces mesures sanitaires; car immédiatement après, ainsi que l'année suivante, la garnison de la citadelle ne fournissait pas plus de malades que celle de la ville, qui en donnait elle-même moins que les années précédentes. Une pareille mesure de la part de M. le commandant supérieur à Pampelune n'étonnera personne, si l'on considère que le général Baltazar d'Arcy réunit à sa constante sollicitude pour le bien-être du soldat de grands talens militaires et des connaissances très étendues dans toutes les sciences.

« Ainsi, comme nous venons de le voir, la cause des fièvres intermittentes résidait ici dans les émanations putrides qui s'exhalaient, soit de l'intérieur, soit de l'extérieur de la citadelle, et l'effet morbifique cessa de se manifester par la destruction de cette même cause: *Sublatâ causâ, tollitur effectus.*

Pendant le séjour des troupes françaises à Patras, on a observé un fait qui offre beaucoup d'analogie avec le précédent. La citadelle, qui est placée sur le point le plus élevé de la ville, venait d'être abandonnée par les Égyptiens, qui la laissèrent dans un état répugnant de malpropreté; elle servait en effet de réceptacle à toute sorte d'immondices; on y trouvait particulièrement, dans toutes les rues, des chiffons de laine et d'autres objets plus ou moins dégoûtans dont ils se servaient pour se coucher ou pour se former un abri. Le premier soin de l'autorité française fut de faire nettoyer les rues et les baraques en brûlant tous ces haillons. Mais, malgré tous ces soins hygiéniques, on ne put parvenir à un assainissement complet; car pendant long-temps les troupes qui occupaient cette forteresse ont fourni à l'hôpital un nombre proportionnel de malades plus considérable que celles qui étaient logées dans la ville. MM. les docteurs Valette, chirurgien-major au 42ᵉ régiment de ligne, et Levêque, chirurgien-major au 54ᵉ, ont eu souvent occasion d'observer cette par-

,ticularité. La réunion d'un certain nombre d'hommes dans un lieu dont l'air se trouve encaissé par les murs des fortifications, doit également, avec le froid et l'humidité, servir d'auxiliaire à la cause principale dont nous avons parlé.

Le concours de certaines circonstances, et particulièrement les grandes fatigues prolongées, les courses, les voyages sous un ciel brûlant et pendant la saison chaude, enfin tous les mouvemens, pendant ou après lesquels le système musculaire se trouvait profondément atteint, ont toujours été les causes énergiques et puissantes de plusieurs affections viscérales et des fièvres intermittentes simples ou pernicieuses. Ce que nous venons de dire se trouvera justifié par le grand nombre de malades que l'on a observés parmi les personnes qui, par un noble devoir, ont été obligées de voyager dans l'intérieur du Péloponèse. Nous pourrions citer presque tous les savans de la commission scientifique, tous les ingénieurs-géographes et les officiers du corps royal d'état-major et plusieurs officiers du génie, chargés de faire des recherches scientifiques dans l'intérieur du pays, d'en lever la carte ou de diriger des travaux d'urgence pour les besoins de l'armée. Tous ces messieurs ont été plus ou moins gravement malades, et le plus grand nombre atteints de fièvres intermittentes ayant le plus souvent le caractère pernicieux. Plusieurs officiers du corps royal d'état-major et du génie ont péri victimes de leur zèle et de leur louable dévouement.

Lorsque nous étions encore à Patras, nous y vîmes

arriver la section d'archéologie, dont M. Dubois était le chef; nous fûmes appelé par M. Trezel pour donner nos soins à M. Dubois lui-même, ainsi qu'à M. Amaury, Duval fils, qui se trouvaient gravement malades. Plus tard, étant à Coron, nous donnâmes nos soins aussi à M. Schinas, qui était atteint d'une fièvre intermittente pernicieuse pneumonique, c'est-à-dire qu'au retour des accès le malade était menacé de suffocation. C'est toujours à la suite de courses plus ou moins longues, des fatigues, de l'insolation et des privations de plusieurs genres que l'on voyait se déclarer les nombreux accidens dont nous venons de parler.

Quant aux symptômes que les affections intermittentes ont offerts pendant leur durée, je ne puis mieux faire que de transcrire ici ce qu'a publié M. le docteur Roux, dans son *Histoire médicale de l'armée française en Morée,* p. 21 et 22.

« Considérées sous un point de vue général, les fièvres intermittentes ont offert, relativement à leur caractère spécifique, quelques nuances dignes de fixer l'attention des observateurs.

» Le premier accès était parfois léger, et, dans certains cas, déjà intense. Une douleur de tête a constamment existé; les malades se plaignaient, les uns d'une forte céphalalgie, les autres de céphalite, plusieurs d'une vive douleur dans la région temporale.

» Durant la période de chaleur, la peau était sèche, aride; la langue était sèche, plus ou moins rouge vers les bords, et la soif vive. Le plus grand nombre des malades éprouvaient des douleurs consécutives dans les membres ; on remarquait d'ordinaire, chez ces mêmes fiévreux, une irritation, soit partielle, soit générale et très prononcée du système vasculaire sanguin.

» La marche des accès était rapide ; ils avaient d'ordinaire la plus grande tendance à se rapprocher, et la pyrexie à revêtir le type subcontinu, remittent et même subintrant. Il suit de là que leur durée était parfois assez longue ; alors la fièvre offrait un caractère communément grave, et l'on observait des marques de congestion plus ou moins prononcées, soit vers le cerveau, soit vers les poumons, soit vers les principaux viscères de l'abdomen, et spécialement vers le foie. ,,

» Ces maladies se sont manifestées, le plus souvent même durant le cours de l'épidémie, avec un caractère de simplicité et de régularité très notable ; souvent aussi elles ont co-existé, soit avec un état d'irritation, soit avec un état inflammatoire de l'arachnoïde, du ventricule, du foie, de la rate et d'une étendue plus ou moins grande de la membrane muqueuse gastro-intestinale, enfin avec la diarrhée ou la dyssenterie, concomitance toujours grave et qui a été souvent funeste, à cause de l'intensité du mal et de l'application difficile des remèdes. »

Tels sont les signes diagnostiques de l'épidémie de fièvres intermittentes observées par MM. les médecins de l'armée d'expédition, soit au camp

de Navarin, soit à Patras, soit dans les autres hôpitaux de la division.

Dans ce que nous venons de dire sur la nature
des symptômes qui constituent les affections intermittentes, nous n'avons fait mention que de celles
qui ont été observées pendant l'automne de 1828
et le printemps de 1829. Nous devons faire connaître en peu de mots la maladie dominante observée à Patras et à Coron pendant l'été suivant.
Ce qu'elle offre de plus remarquable, c'est d'avoir
souvent revêtu le type intermittent et qu'elle se
présentait avec le caractère épidémique en attei-
gnant à la fois et les militaires de la garnison et
les habitans du pays de tous les sexes et de tous
les âges.

Dès le début, les malades se plaignaient d'une
céphalalgie violente, surtout à la région frontale.
La face était rouge et animée, et les conjonctives
étaient injectées. On remarquait un abattement
extrême des forces, et le plus souvent une douleur
contusive se faisait sentir dans les membres infé-
rieurs, ainsi que dans la région lombaire, où même
elle se manifestait avec une extrême violence. La
bouche était amère, la langue pâle, saburrale; il y
avait une légère douleur à l'épigastre, avec ou sans
envies de vomir; quelquefois on observait des vo-
missemens de matières bilieuses de couleur por-
racée. Ces symptômes ont été toujours accompagnés
d'une chaleur plus ou moins intense de la peau
et d'une fièvre violente, qui le plus souvent disparaissait sous l'influence des agens thérapeutiques

pour ne plus revenir, mais qui cependant quelquefois reparaissait à des époques périodiques.

Le plus grand nombre des affections intermittentes que nous avons observées dans les différentes positions où nous nous sommes trouvés, ont offert le type quotidien et tierce, et rarement le type quarte ; elles présentaient en général le même caractère et se développaient sous l'influence des mêmes causes. Ainsi en France, en Espagne et pendant la campagne de Morée, partout enfin, elles ont offert un type et une marche uniformes. Comme nous l'avons déjà dit, presque toutes les phlegmasies sont susceptibles de devenir intermittentes, quel que soit leur caractère dans le début. De même qu'une maladie continue peut devenir intermittente, de même aussi une maladie intermittente peut devenir continue. Nous avons publié dans le *Journal universel des Sciences médicales*, en 1827 et 1828, plusieurs observations de phlegmasie du poumon et de plusieurs autres organes que nous avions eu occasion d'observer en Espagne. Celles que nous avons recueillies tout récemment en Morée viendront à l'appui des précédentes, et démontreront en outre l'intermittence de la phlegmasie dans les organes, bien que les phénomènes extérieurs, dans plusieurs cas, se manifestent sans offrir d'interruption.

Gastro - entéro - encéphalite qui a été successivement intermittente, rémittente, et continue.

B..., François, âgé de ving-cinq ans, grenadier au

54° régiment d'infanterie de ligne, d'une constitution délicate, d'un tempérament bilioso-sanguin, entra à l'hôpital militaire de Patras le 23 février 1829, à dix heures du soir, atteint d'une gastro-entéro-encéphalite dont il se plaignait depuis six jours. Ce militaire était faible et décharné, par suite de plusieurs rechutes de fièvre intermittente, compliquée d'irritation gastrique, pour lesquelles il était entré précédemment à l'hôpital. Le 24, le malade était triste, abattu, et pouvait à peine répondre aux questions qu'on lui adressait; la langue était humide, recouverte à son centre d'une croûte muqueuse; le pouls tendu, fréquent; douleur obtuse dans l'abdomen; il y avait eu pendant la nuit plusieurs déjections alvines sanguinolentes, avec un délire presque continuel; la chaleur de la peau était un peu plus élevée que dans l'état normal. (Diète absolue; limonade gommeuse trois fois, deux vésicatoires à la partie interne des mollets, et un lavement d'eau froide.) Le soir, les selles sont nulles, les phénomènes gastriques peu sensibles, mais les symptômes cérébraux se manifestent avec plus d'intensité que le matin; la face est rouge et animée; les yeux brillans, avec céphalalgie délirante; le pouls est moins fréquent que le matin, et la peau présente la même température. (Lotion froide sur la tête.)

Le 25, le malade a déliré toute la nuit; la soif est peu vive; le pouls comme hier matin; la fréquence des déjections s'est réveillée; la rougeur de sa face s'est dissipée; les phénomènes gastriques sont peu intenses, de même que ceux qui annonçaient la veille une irritation cérébrale. (Diète ; limonade gommeuse deux fois ; sulfate de quinine, six grains, avec un grain d'extrait gommeux d'opium ; pansement des vésicatoires.) Le soir, le malade est assoupi ; il n'a pris que la moitié de sa potion ; la face est rouge, mais moins que la veille ; délire. Les selles n'ont point reparu depuis la nuit dernière. Trois heures plus tard, je fus le voir encore : je le trouvai plus calme, et lui fis prendre le reste de sa potion.

Le 26, il me dit qu'il se trouvait mieux ; cependant vers minuit il a encore déliré, et au point du jour il a de nouveau rendu deux selles légèrement teintes de sang. Je trouve son pouls plus calme, l'irritation gastro-intestinale moins vive ; la langue est humide, sale, et les réponses sont claires et suivies. (Même traitement.) Le soir à une heure, le pouls est moins tendu et moins fréquent ; il y a encore des signes manifestes d'irritation : proviennent-ils de la maladie première ou bien de l'excitation produite par le révulsif interne, dont la moitié de celui qui avait été prescrit le matin a été administrée ? Le soir à sept heures, le pouls est beaucoup plus calme ; les idées sont plus nettes ; la langue humide, étroite, est recouverte d'un enduit jaunâtre ; le mieux est sensible. Le reste de la potion avec le sulfate de quinine a été pris à deux heures ; il ne reste plus qu'une légère excitation gastrique, car la douleur du ventre et la fréquence des évacuations ont cessé de se manifester depuis le matin. Le mal actuel paraît être réduit à la révulsion suscitée dans l'es-

tomac , au moyen du sulfate de quinine et de l'o-
pium ; et la convalescence ne tardera pas à se déclarer, à moins qu'une nouvelle recrudescence des
phénomènes morbides ne survienne. Mais on doit
aussi espérer beaucoup de la révulsion établie à
l'extérieur, car les vésicatoires sont entretenus et
le seront jusqu'à la convalescence.

Le 27, le mieux se soutient, mais ne fait aucun
progrès. La nuit l'irritation s'est portée à la tête, et
de dix heures à minuit il y a eu du délire ; la langue
est nette, plus épanouie que la veille ; les selles
sont nulles ; le ventre est beaucoup moins sensible ;
le pouls est un peu fréquent, assez développé ; le
malade demande à manger. (Demi-bouillon matin et
soir ; limonade gommeuse deux fois ; sulfate de quinine, six grains avec un grain d'extrait aqueux
d'opium dans un julep gommeux ; pansement.) Bien
que le mieux soit sensible, il existe encore un peu d'irritation gastro-intestinale, mais moindre que la veille ;
il faut encore révulser et éviter que le cerveau ne
s'irrite. Le soir, le malade est assez calme ; son pouls
est presque naturel ; la langue est humide, épanouie, nette ; il n'a pas été à la selle depuis hier ;
cependant il est inquiet et a de la peine à rester en
repos.

Le 28, le mieux se soutient toujours ; la nuit a
été bonne ; le sommeil a été dérangé une fois seulement pour aller à la selle. La peau est souple ; le
pouls peu fréquent, assez développé ; la langue est
large, pâle ; la soif nulle. L'irritation cérébrale a
été révulsée sur l'estomac, au moyen du sulfate de

quinine opiacé; l'irritation pathologique du tube
digestif ne s'est plus réveillée depuis hier : l'excitation thérapeutique, qu'on y a déterminée à dessein,
a produit l'effet désiré. Si cet état se soutient, on
peut assurer que la convalescence sera confirmée
demain. (Bouillon matin et soir; limonade gommeuse;
sulfate de quinine, quatre grains seulement, sans
mélange d'opium; pansement.) Le soir, calme parfait : la convalescence s'annonce.

Le 1er mars, le malade a passé une nuit dans une
tranquillité parfaite; il a dormi d'un sommeil naturel, non agité, pendant presque toute la nuit; il
a appelé une seule fois l'infirmier pour rendre une
selle naturelle. Toutes les fonctions sont, pour ainsi
dire, rentrées dans l'état normal; le pouls seulement conservé encore un peu de fréquence, phénomène que je considère comme étant de peu
d'importance. (Bouillon matin et soir; limonade
gommeuse deux fois; pansement des vésicatoires.)
Le soir, on peut le considérer tout-à-fait en convalescence; il ne lui reste qu'une grande faiblesse,
dont on se rendra maître par l'usage sagement combiné d'un régime approprié.

Le 2, la convalescence est confirmée; toutes les
fonctions sont dans l'état physiologique, le malade
demande à manger. (Vermicelle au lait matin et
soir; limonade gommeuse; pansement.)

Les 3, 4 et jours suivans, il va de mieux en mieux,
l'appétit se prononce chaque jour davantage. Les alimens furent graduellement augmentés, et il sortit
de l'hôpital, parfaitement guéri, le 24 mars 1829.

L'histoire de cette maladie nous prouve, jusqu'à l'évidence, que la phlegmasie change de siége, puisque, dans l'espace de vingt-quatre heures, nous l'avons vue dans l'estomac et dans les intestins, ensuite dans l'encéphale ou ses membranes, et enfin revenir à son premier siége, pour se réveiller de nouveau à l'époque du paroxisme dans le second, et ainsi de suite. Lorsque la gastro-entérite est la maladie de début, comme nous l'avons remarqué dans cette circonstance, l'irritation cérébrale que l'on a observée n'a été que la réaction sympathique de la phlegmasie gastro-intestinale; il serait dangereux alors de porter sur le tube digestif la médication révulsive. Lorsque l'encéphalite devient prédominante, et que celle de l'estomac et des instestins cède et devient à son tour sympathique de l'irritation cérébrale, on observe ordinairement, non pas une apyrexie, mais une rémission plus ou moins marquée qui se manifeste lorsque la phlegmasie du cerveau va succéder à celle du canal digestif; c'est le moment opportun pour employer avec espoir de succès une révulsion portée sur le tube digestif, et en particulier dans l'estomac. Il est des circonstances où l'on ne remarque pas de rémission, et cela lorsqu'il y a transport brusque, précipité, de la phlegmasie de l'estomac au cerveau ou du cerveau sur l'estomac; alors la réaction, bien qu'il y ait encore intermittence de la maladie dans les organes, la réaction, dis-je, se manifeste sans interruption. Dans ces circonstances, lorsque les anti-phlogistiques ont été convenablement employés, et que d'ailleurs les révulsifs extérieurs ont été appliqués, il faut bien examiner l'état du tube digestif et s'assurer si l'irritation dont le malade est actuellement atteint est idiopathique ou sympathique de la phlegmasie du cerveau; dans l'un et l'autre cas, on ne doit agir qu'avec une extrême circonspection. Mais je puis certifier avoir obtenu des résultats au-dessus de toute espérance, en employant le sulfate de quinine associé à l'extrait aqueux d'opium introduit dans l'estomac, lorsque cet organe nous paraissait sympathiquement irrité de la phlegmasie encéphalique. C'est surtout dans les gastro-entéro-encéphalites, qui se déclaraient sur des sujets jeunes, le plus grand nombre atteints de nostalgie, que les émissions sanguines échouaient, et que la méthode révulsive a fourni les résultats les plus extraordinairement avantageux.

En 1826, étant en Espagne, nous avons fourni plusieurs observations de cette nature. Celles que nous allons seulement citer ici serviront de complément aux précédentes, et suffiront, je pense, pour jeter quelque lumière sur la nature et le traitement de ces maladies.

Nous avons cru bien faire en épargnant au lecteur les détails d'un trop grand nombre d'observations; le médecin praticien pourra facilement suppléer à ce qui manque : un exemple doit suffire pour faciliter l'intelligence de maladies qui, au total, offrent toutes un même cachet de ressemblance. Nous dirons seulement que dans le traitement de la précédente ne figurent point des émissions sanguines; cela tient à ce que le militaire qui fait le sujet de cette observation avait été malade déjà plusieurs fois, et il se trouvait avant sa nouvelle affection dans un état de faiblesse extrême qui nous porta à négliger la saignée. L'expérience, d'ailleurs, nous avait appris que les émissions sanguines, sous le climat de la Morée, et surtout des saignées capillaires, ne devaient être pratiquées qu'avec une extrême réserve et avec la plus grande circonspection. Cependant dans le traitement des gastro-entéro-encéphalites, dont nous allons faire l'énumération des plus remarquables, nous n'avons pas négligé de nous servir des sangsues ou de la lancette, suivant les cas; mais, nous devons le dire, les révulsifs externes et l'emploi du sulfate de quinine à l'intérieur, administrés convenablement, ont produit des résultats des plus décisifs et souvent inespérés. Voici les prénoms de quelques militaires qui ont été atteints de la gastro-entéro-encéphalite continue, avec intermittence de phlegmasie dans les organes.

H...., Jean-Pierre, âgé de vingt-six ans, soldat au 42ᵉ régiment d'infanterie de ligne, doué d'une constitution délicate et d'un tempérament sanguin, entra à l'hôpital militaire de Patras le 17 février 1829. Il était atteint d'une gastro-entéro-encéphalite depuis trois jours; il y avait délire alternant avec un état comateux, lorsque la phlegmasie semblait diminuer d'intensité dans le canal digestif et qu'elle se manifestait avec toute sa force dans l'organe encéphalique. La guérison eut lieu sous l'influence des révulsifs extérieurs et de l'administration du sulfate de quinine opiacé. Ce militaire sortit de l'hôpital le 28 du même mois, parfaitement guéri.

L..., Coch, âgé de vingt-neuf ans, soldat au 59e régiment d'infanterie de ligne, d'une constitution délicate, d'un tempérament sanguin, entra à l'hôpital militaire de Patras le 23 janvier 1829, pour y être traité d'une gastro-entéro-encéphalite dont il souffrait depuis cinq jours. Il en sortit guéri le 11 février suivant, ayant été traité par la méthode révulsive. Ce militaire était menacé de nostalgie.

A..., Jacques, infirmier, âgé de vingt-huit ans, d'une constitution robuste, d'un tempérament bilioso-sanguin, entra à l'hôpital militaire de Patras le 21 janvier 1829, pour y être traité d'une gastro-entéro-encéphalite dont il était atteint depuis huit jours. Une saignée générale de dix onces et les révulsifs externes et internes furent les moyens à l'aide desquels on se rendit maître de la maladie, qui était compliquée de nostalgie, et A... sortit de l'hôpital le 9 février 1829, entièrement rétabli. Le sulfate de quinine ingéré par l'estomac était associé à l'opium.

B..., David, infirmier, âgé de vingt-trois ans, d'une constitution forte, robuste, d'un tempérament bilioso-sanguin, entra à l'hôpital militaire de Patras le 31 janvier 1829, pour y être traité d'une gastro-entéro-encéphalite dont il se plaignait depuis trois jours. Une saignée générale de douze onces, suivie de l'application de douze sangsues à l'épigastre, et l'administration par l'estomac du sulfate de quinine opiacé, produisirent la guérison de cette phlegmasie, qui a offert, dès le début, un caractère très grave, et B... sortit de l'hôpital parfaitement guéri, le 13 février suivant.

G..., Noël-Philibert, âgé de vingt-deux ans, soldat au 54ᵉ régiment d'infanterie de ligne, doué d'une constitution délicate, maladive (il eut trois rechutes de fièvre intermittente), d'un tempérament sanguin, entra à l'hôpital militaire de Patras le 26 janvier 1829, pour une gastro-entéro-encéphalite avec un commencement de nostalgie. Il était malade depuis huit jours. La médication révulsive interne et externe conduisit ce malade à la santé, et il sortit de l'hôpital très bien guéri, le 27 février 1829.

P..., Guillaume, âgé de vingt-quatre ans, soldat au 54ᵉ régiment d'infanterie de ligne, d'une forte constitution, d'un tempérament sanguin, entra à l'hôpital militaire de Patras le 15 février 1829, pour y être traité d'une gastro-entéro-encéphalite avec nostalgie. Les symptômes cérébraux, chez ce malade, se manifestaient presque sans relâche; les phénomènes d'irritation gastro-intestinale, bien que fort intenses pendant tout le cours de la maladie, offraient néanmoins quelques momens de relâche, pendant lesquels nous avons employé le sulfate de quinine avec un succès complet. P... sortit parfaitement guéri, le 8 mars suivant.

G..., Antoine, infirmier, âgé de vingt-sept ans, d'une constitution robuste, d'un tempérament sanguin, entra à l'hôpital militaire de Patras le 25 janvier 1829, pour une gastro-entéro-encéphalite dont il souffrait depuis trois jours, et en sortit parfaitement guéri, le 8 février suivant. La médication déplétive, une saignée suivie d'une application de sangsues, et la médication révulsive, vésicatoires aux jambes et sulfate de quinine, convenablement administrés, ont déterminé la guérison de la maladie.

B..., François, âgé de vingt-trois ans, canonnier au 5e régiment d'artillerie à pied, grand, brun, d'une constitution robuste, mais rendue débile par suite de plusieurs rechutes de fièvre intermittente, d'un tempérament bilioso-sanguin, entra à l'hôpital militaire de Patras le 4 février 1829, et en sortit guéri le 22 du même mois. Il avait une gastro-entéro-encéphalite, dont on se rendit maître au moyen des révulsifs, vésicatoires aux jambes, sulfate de quinine opiacé administré par l'estomac.

D..., Théodore, âgé de trente ans, grenadier au 54e régiment d'infanterie de ligne, d'une constitution délicate, d'un tempérament bilioso-sanguin, entra à l'hôpital militaire de Patras le 22 janvier 1829, pour y être traité d'une gastro-entéro-encéphalite dont il se plaignait depuis quatre jours. La médication révulsive seule fut employée, et la guérison eut lieu en dix jours, et D... sortit de l'hôpital le 11 février suivant, très bien rétabli.

D..., Jean, âgé de vingt-cinq ans, soldat au 42e régiment d'infanterie de ligne, d'une faible constitution, d'un tempérament sanguin, entra à l'hôpital militaire de Patras le 3 février 1829, pour y être traité d'une rechute de gastro-entéro-encéphalite. Il mourut le 17 du même mois. Deux jours avant la mort, il se manifesta, d'un côté de la face, une fluxion érysipélateuse. Les révulsifs internes et ex-

ternes, précédés de l'application de quelques sangsues à l'épigastre, avaient été les moyens mis en pratique pour combattre cette maladie.

L'estomac, les intestins grêles, surtout près de la
valvule iléo-cœcale, ont présenté tous les caractères
d'une phlegmasie chronique; la valvule iléo-cœcale
était creusée par un ulcère de près de deux lignes
de diamètre. Le cerveau n'a point été ouvert.

Nous pourrions fournir un bien plus grand nombre d'exemples de gastro-entéro-encéphalites continues qui ont été combattues par la médication
révulsive; mais nous avons pensé qu'en les multi-
pliant, on n'ajouterait rien de plus pour se pénétrer
de la nature et du traitement de ces affections. Sur
les onze observations qui précèdent, nous avons eu
dix cas dont la terminaison a été heureuse; et un
seul qui s'est terminé par la mort. Sur cent dix-huit
de ces maladies graves que nous avons traitées en
Morée depuis le 1er octobre 1828 jusqu'au 28 février 1829, nous avons eu un résultat, à peu de
chose près, semblable au précédent, c'est-à-dire un
mort sur dix guérisons.

Nous avons déjà fait remarquer que le plus grand
nombre de malades atteints de gastro-entéro-encéphalite se trouvaient, avant ou pendant la maladie,
dans un état plus ou moins complet de nostalgie;
circonstance qui contribue puissamment au développement de l'encéphalite, et c'est ce que l'on remarque surtout lorsque la maladie débute par la
gastrite ou la gastro - entérite. Lorsque cette complication existe, le médecin doit porter la plus

grande attention dans le choix des moyens thérapeutiques dont il doit faire usage pour combattre la maladie. L'expérience m'a appris par les nombreuses observations que j'ai faites en Espagne, et principalement en Morée, que persister dans les émissions sanguines pour parvenir à la résolution de la maladie, c'était suivre une mauvaise route, et le résultat de cette médication exclusive était le plus souvent funeste. Mais en ayant égard à l'intermittence de la phlegmasie par son passage d'un organe à un autre, lorsque préalablement on avait ouvert une fois la veine ou appliqué quelques sangsues sur le point le plus affecté chez des sujets malades pour la première fois, ou qui n'avaient point été épuisés par quelque maladie antérieure, il fallait se hâter d'employer les révulsifs internes ou externes dans les momens opportuns. On doit attendre de ces agens thérapeutiques des effets d'autant plus favorables, qu'on les emploiera avant l'épuisement plus ou moins complet des forces du malade, parce qu'alors l'excitation qu'ils déterminent sympathiquement sur l'organe malade est moins vive que lorsque le sujet est épuisé et parvenu à une extrême faiblesse, le système nerveux ayant acquis alors un surcroît d'énergie que les autres systèmes ont perdu ; d'où résultent naturellement des phénomènes sympathiques plus violens et plus redoutables, qui tournent presque toujours au profit de la phlegmasie que l'on veut détruire.

Un grand nombre d'inflammations circonscrites au canal digestif, des gastrites, des gastro-entérites,

des gastro-colites, des gastro-entéro-colites, sé sont
offertes à notre observation avec le caractère intermittent, et un état d'apyrexie plus ou moins
complet, pendant lequel la médication révulsive a
constamment triomphé de la maladie. Lorsque le
sujet était robuste, malade pour la première fois,
et que la réaction de la phlegmasie était intense,
cette médication était précédée de petites émissions
sanguines générales ou locales, mais toujours avec
une extrême circonspection.

Depuis notre arrivée en Morée jusqu'au 28 février, nous avons traité trente-trois pneumonies,
dont neuf ont offert le caractère intermittent. Étant
en Espagne, nous en avons observé aussi avec le
même type un très grand nombre. Nous ferons l'histoire de l'une d'elles, qui a été observée pendant
le mois de février à l'hôpital militaire de Patras ;
elle donnera une idée générale du caractère, du
traitement et de la terminaison des autres.

Observation de pneumonie intermittente.

M..., François, grenadier au 42ᵉ régiment d'infanterie de ligne, âgé de vingt-six ans, d'une constitution forte, d'un tempérament sanguin, fut porté
dans un état très grave à l'hôpital militaire de Patras le 30 janvier 1829, ayant une pneumonie dont
il souffrait depuis huit jours. Au moment où je le
vis pour la première fois, à trois heures de l'après
midi, il était dans l'état suivant : décubitus en su-

pination, sans connaissance; toux vive, profonde, suivie de crachats sanguinolens ou quelquefois composés de sang pur; respiration laborieuse; pouls plein, large et fréquent; peau chaude et moite, halitueuse; langue humide, rouge à son limbe, recouverte au centre d'un enduit muqueux blanc-jaunâtre; abattement extrême des forces; impossibilité d'obtenir la moindre réponse aux questions que l'on adresse au malade. (Diète absolue; eau gommeuse tiède; saignée du bras de douze onces; bain de pieds sinapisé, deux heures plus tard.) .

Le 31, l'agitation du pouls et de la respiration est moins forte que la veille; la toux est aussi fréquente et suivie de crachats sanguinolens; le malade a un peu recouvré ses facultés; il répond aux questions qu'on lui adresse; la respiration est fréquente et douloureuse pendant l'inspiration. (Diète absolue; eau gommeuse *bis,* julep gommeux; saignée réitérée; bain de pieds sinapisé.) A midi, même agitation que la veille, qui se manifesta à peu près à la même heure; la toux se fait sentir par secousses convulsives; elle est suivie de crachats composés presque de sang pur; le pouls est plein et fréquent; la dyspnée est imminente; la température de la peau est un peu plus élevée que dans l'état physiologique. A trois heures du soir, les symptômes de pneumonie sont moins violens; la peau est devenue moite, halitueuse. (Lavement laxatif comme révulsif; deux vésicatoires à la partie interne des mollets, et un autre sur la partie moyenne du sternum.)

Le 1er février, le malade est assez calme le matin;

cependant la toux est assez vive et fréquente et
toujours suivie de crachats striés de sang ; les mouvemens respiratoires sont gênés et l'inspiration douloureuse. (Diète absolue matin et soir ; eau gommeuse, julep gommeux ; pansement des vésicatoires.)
A midi, un nouveau paroxisme, semblable en tout
à celui qui avait été observé la veille à la même
heure, se manifesta ; il était précédé d'un léger frisson et suivi d'augmentation de chaleur à la peau.
Le soir, à quatre heures, la peau était en commencement de transpiration. Rien ne fut changé à la
prescription du matin ; je n'avais plus de doute cependant sur le caractère intermittent de la phlegmasie, mais l'accès était sur son déclin, et l'anti-
périodique ne pouvait pas encore être administré. »

Le 2, un calme presque apyrétique, et semblable
à celui qui avait été observé vingt-quatre heures
auparavant, a succédé au trouble de la veille et à
une nouvelle agitation qui eut lieu vers minuit ; le
malade jouit de toutes ses facultés et redoute avec
raison l'approche de l'heure de midi. L'indication est
précise, et il n'y a pas de temps à perdre, il faut
agir. (Diète absolue ; eau gommeuse, julep gommeux
avec six grains de sulfate de quinine et un grain
d'extrait aqueux d'opium ; pansement.) Le médicament fut administré en trois doses, à huit, à dix
et à onze heures. Le soir, à trois heures, je trouve
le malade assoupi ; il est dans cet état depuis la dernière prise de la potion ; je ne veux point inter-
rompre son repos par des questions ; le pouls est
calme, la peau halitueuse ; il y a un peu de toux

de loin en loin ; la respiration paraît plus naturelle ; tout annonce un mieux marqué. Vers huit heures du soir, le calme se soutient. Rien ne fut ajouté à la prescription du matin.

Le 3, le malade a passé une très bonne nuit ; il est très content. « Je suis très bien depuis hier, dit-il. » Il demande une semblable bouteille à la précédente ; toutes les fonctions semblent vouloir rentrer dans le calme ; la respiration est moins gênée, nullement douloureuse ; la toux est beaucoup moins forte, et plus rare ; les crachats, légèrement rouillés, sont plus roulés et se détachent facilement ; le pouls est plein, régulier, peu fréquent. (Demi-bouillon ; eau gommeuse, julep gommeux avec six grains de sulfate de quinine et un grain d'extrait aqueux d'opium, à prendre comme hier ; pansement.) Toute la journée M..., François, est calme et un peu assoupi ; tout annonce une prompte guérison.

Le 4, la convalescence se décide ; le malade est gai, quoique excessivement faible ; la toux devient de plus en plus rare ; les crachats sont muqueux, roulés, incolores et se détachent avec une extrême facilité ; le malade demande à manger. (Bouillon matin et soir ; eau gommeuse, julep gommeux ; pansement.) Cet état se soutient pendant toute la journée.

Le 5, la convalescence est décidée ; le malade a dormi presque toute la nuit d'un sommeil parfaitement tranquille ; il est tourmenté par le besoin de prendre des alimens. « Je me meurs de faim, dit-il. » (Vermicelle matin et soir ; eau gommeuse, julep gommeux ; pansement.)

Le 6, toutes les fonctions paraissent reprendre leur activité normale ; la respiration se fait librement et sans aucune espèce de douleur ; la toux n'existe plus ; tout est rentré dans l'ordre physiologique ; l'appétit augmente chaque jour. Les alimens furent graduellement augmentés, et M..., sortit de l'hôpital le 14 février, parfaitement guéri.

Cette observation, à laquelle je pourrais en joindre un grand nombre d'autres, prouve encore l'intermittence des phlegmasies du poumon, circonstance qui se présente souvent, et dont on doit tenir compte dans la pratique, parce qu'elle est d'une importance majeure pour le choix que l'on doit faire des moyens thérapeutiques que le médecin a pour combattre ces maladies. Sans doute si nous eussions insisté dans l'emploi des émissions sanguines, nous serions parvenu à nous rendre maître de la pneumonie ; mais serions-nous arrivé aussi promptement à ce résultat, et ne s'exposait-on pas, en agissant autrement que nous l'avons fait, à voir survenir une terminaison malheureuse ? La gravité de la maladie, l'abattement extrême du malade lorsqu'il arriva à l'hôpital, l'effet prompt et immédiat de l'anti-périodique, tout nous indiquait qu'il fallait en agir ainsi, et que tout autre moyen, dont on fait trop souvent un usage exclusif, aurait pu devenir funeste.

Les affections du poumon ne sont pas les seules qui se présentent à l'observation avec le caractère intermittent ; les autres organes situés dans le thorax sont susceptibles de s'irriter avec le type périodique. C'est ainsi que nous avons vu des pleurites tierces ou quotidiennes, et même des cardites. Nous terminerons en donnant un exemple de l'irritation de l'organe central de la circulation, qui s'est présentée, à l'hôpital militaire de Patras, sur un officier du 42ᵉ régiment d'infanterie de ligne, en garnison dans cette ville.

Observation d'une cardite intermittente quotidienne.

M. L..., Jean-Baptiste, lieutenant au 42ᵉ régiment d'infanterie de ligne, âgé de quarante-un ans, d'une constitution habituelle, forte, robuste, d'un tempérament bilioso-sanguin, entra à l'hôpital militaire de Patras le 13 janvier 1829, pour y être traité d'une maladie caractérisée ainsi qu'il suit. Malaise général, face pâle, pour ainsi dire étiolée; état de faiblesse extrême, occasioné par une affection intermittente dont ce malade souffrait depuis plus de deux mois; douleur obtuse, profonde, dans le ventre et à la région précordiale; lipothymies se manifestant de temps à autre sans cause connue, et qui étaient déterminées par le plus léger mouvement; pouls peu fébrile pendant le repos, mais devenant tumultueux et précipité à la suite du moindre mouvement; langue pâle, rouge sur ses bords; peu de soif; les autres fonctions dans l'état naturel; seulement depuis deux jours le malade allait trois ou quatre fois à la selle, et rendait chaque fois une très petite quantité de matières liquides, glaireuses et muqueuses, circonstance qui gênait beaucoup, parce que le moindre mouvement amenait souvent une syncope. Nous fûmes bientôt fixés sur le diagnostic; nous jugeâmes que la maladie qui se présentait n'était autre chose qu'une irritation du cœur, avec une colite légère qui, au rapport du malade, se déclarait à certaines époques, bien qu'il fût dans un repos des plus absolus. Nous voulions cependant étudier la maladie nous-même avant d'avoir recours à une médication énergique. (En conséquence, diète absolue, limonade gommeuse, julep gommeux, un lavement froid.)

Le 14, la nuit a été un peu agitée, pendant laquelle le malade a eu une lipothymie étant sur le pot de nuit pour rendre son lavement, qu'il avait gardé trois heures. A la visite du matin, il est assez calme. (Diète absolue; limonade gommeuse *bis*, julep gommeux.) A onze heures, le malade étant tranquille dans son lit, éprouva une lipothymie qui dura dix minutes; au rapport du malade, elle fut précédée d'une douleur précordiale plus vive que de coutume, avec un léger sentiment de frisson de courte durée, et suivie d'un peu de moiteur à la peau. Le soir, le malade est calme, tranquille; il n'a pas été à la selle de la journée. Rien n'a été changé à la prescription du matin.

Le 15, la nuit s'est passée dans un calme parfait; il y a eu un peu plus de soif qu'à l'ordinaire; le pouls est large, développé, peu fréquent; il n'y a d'ailleurs qu'un grand sentiment de faiblesse. (Diète absolue; limonade gommeuse, julep gommeux, cataplasme sur l'abdomen.) De onze heures à midi, soupçonnant l'intermittence de l'affection, je me transporte près du malade, et effectivement je le trouve sans connaissance, état dans lequel il se trouvait depuis environ cinq minutes; son pouls est fréquent, parfois précipité; les pulsations de l'artère sont isochrones avec les battemens du cœur. Pendant l'exploration, le malade recouvre sa connaissance, et les mouvemens du cœur et de l'artère radiale reprennent leur calme et leur régularité; en un instant tout rentra dans l'ordre. Il n'y avait certainement plus de doute sur le siége, la nature et le caractère de la maladie, ni sur les moyens dont on devait faire usage pour la combattre. (Nous prescrivîmes immédiatement six grains de sulfate de quinine avec un grain d'extrait aqueux d'opium dans un julep gommeux, avec la recommandation d'en faire prendre le tiers à deux heures et demie, trois heures après l'accès.) A trois heures de l'après midi, le malade était parfaitement calme; il avait pris le tiers de sa potion. Je recommandai de lui faire prendre le reste en deux fois, à six et à neuf heures du soir.

Le 16, le malade a dormi toute la nuit; il est un peu assoupi; le pouls est apyrétique, régulier; la douleur précordiale paraît moindre; toutes les autres fonctions sont dans un calme parfait. (Diète absolue; limonade gommeuse, julep gommeux; un julep avec six grains de sulfate de quinine, dont la moitié doit être prise en deux fois avant l'heure de midi.) Vers onze heures, la douleur précordiale est un peu plus vive que de coutume, mais il n'y a point de lipothymie. A trois heures, tout est rentré dans l'ordre; le malade se dit beaucoup mieux que les autres jours; les mouvemens musculaires sont plus supportables et moins redoutables pour le malade. Le reste de la potion fut administrée en deux fois pendant la soirée.

Le 17, le mieux se soutient; la douleur précordiale et de l'abdomen ont disparu ; au relâchement du ventre a succédé une constipation qui dure depuis deux jours. Le pouls, la respiration, les battemens du cœur, ainsi que toutes les autres fonctions, sont rentrés dans l'état normal : cependant il faut encore attendre l'heure de midi; le malade la redoute encore plus que le médecin. (Bouillon; limonade gommeuse; julep gommeux avec quatre grains de sulfate de quinine, à prendre à huit et à dix heures.) A midi, rien de nouveau. A trois heures, le malade me dit qu'il a passe la journée dans un état des plus satisfaisans, qu'il peut se remuer maintenant sans qu'il survienne aucune espèce d'accident, et qu'il se considère tout-à-fait guéri; la constipation persiste. (Un lavement émollient.)

Le 18, toutes les fonctions sont rentrées dans l'ordre physiologique; il n'existe plus nulle part de douleur; les organes digestifs semblent vouloir reprendre leur activité; le besoin de prendre des alimens se fait sentir. (Soupe et vermicelle toute la journée; eau gommeuse, julep gommeux; demi-lavement émollient.)

Les 19 et 20, même état, même traitement.

Le 21, le mieux se soutient et même fait des progrès; le malade, qui, d'après ma recommandation,

s'est assis sur son lit, une grande partie de la journée, se propose de se lever aujourd'hui. (Le quart
de la portion matin et soir, avec quelques pruneaux ; eau gommeuse.)

Les 22, 23, 24, 25 et jours suivans, M. L... allant
de mieux en mieux, les alimens furent graduellement augmentés, et le 12 février suivant il sortit
de l'hôpital parfaitement guéri.

Cette observation démontre, avec la dernière évidence, que les affections du cœur sont susceptibles
de revêtir la forme intermittente. Les exemples en
sont très rares ; mais on les observerait peut-être
plus souvent dans la pratique, si l'on voulait faire
attention à la périodicité des maladies en général.
Les exacerbations ou redoublemens, ainsi que les
paroxismes que l'on observe dans les irritations
phlegmasiques qui voyagent et passent d'un organe
à un autre, constituent véritablement une intermittence d'action pathologique dans certains organes, sans qu'il soit possible de remarquer une
apyrexie complète, parce que les symptômes d'irritation d'un organe actuellement affecté se con-
fondent ou alternent avec ceux que doit produire
l'irritation occasionée par le déplacement de la première, et qui se manifeste dans un autre organe.
Quoi qu'il en soit, l'exemple de cardite intermittente
dont nous venons de faire l'histoire n'est certainement pas le premier qui ait été observé ; car il
peut être rapporté, à mon avis, à la fièvre pernicieuse carditique, qui a été principalement décrite
par Juncker.

Nous avons déjà dit, dans d'autres occasions, et nous ne saurions trop le répéter, que, pendant le règne des fièvres intermittentes, les autres maladies qui se manifestent à la même époque ont une grande tendance à revêtir le même type, et peuvent souvent être traitées par des moyens analogues.

D'après ce qui vient d'être exposé relativement à l'intermittence, considérée dans l'état de maladie, on a vu que les affections intermittentes bénignes, franchement apyrétiques, paraissent de nature inflammatoire et avoir leur siége, soit dans le système vasculaire sanguin, soit dans tout autre tissu organique. Les gastro-entéro-encéphalites périodiques, connues sous la dénomination de *fièvres pernicieuses*, et qui ont été étudiées plus particulièrement par Marcado, Morton, Torti, Coutanceau, Alibert et Roche, ont été très fréquentes en Morée pendant l'automne de 1828, époque de l'arrivée des troupes françaises sur la côte de Navarin. Les maladies que l'on désignait autrefois sous la dénomination de *fièvre ataxique* et *adynamique, ataxo-adynamique,* que l'on dit n'être autre chose que des gastro-entéro-encéphalites, ont été aussi fort souvent observées sur les troupes de l'armée d'expédition. Mais cette phlegmasie, que l'on regarde comme ayant à la fois son siége dans l'estomac, les intestins et le cerveau, paraît n'attaquer ces organes, ou du moins fort souvent, que successivement et non simultanément, comme les observations qui précèdent semblent vouloir le démontrer. Le transport de la maladie, d'un organe à un autre, paraît se faire insensiblement, c'est-à-dire qu'au moment où elle est sur son déclin dans l'un, elle se développe avec violence dans un autre, de manière à donner naissance à des symptômes qui se manifestent sans interruption pendant toute la durée de la maladie, ou avec un relâchement de courte durée dans leur force, qui constitue l'état de rémission ou de subintrance proprement dite. Nous voyons donc encore ici qu'il y a véritablement intermittence de phlegmasie dans les organes, quoique la marche des symptômes se présente d'une manière continue ou rémittente, avec des paroxismes ou des exacerbations qui sont aux phlegmasies offrant des phénomènes sympathiques continus, ce que sont les accès dans les fièvres intermittentes simples apyrétiques. Lorsque la maladie débute par l'estomac ou par les intestins, le cerveau n'est encore que sympathiquement affecté. Il y a alors tous les symptômes de la gastrite ou de la gastro entérite, avec céphalalgie ordinairement sans délire ni coma. Si la maladie ne s'éteint pas dans le canal digestif, elle est transportée au cerveau, et les phénomènes morbides changent de caractère comme de source : la muqueuse gastro-intestinale devient alors sympathiquement malade; l'abattement des forces est plus considérable; il y a perte de connaissance avec délire, ou un état comateux plus ou moins profond, suivant l'intensité de l'inflammation cérébrale.

Les gastro-entéro-encéphalites offraient un caractère d'autant plus grave, que les sujets étaient plus jeunes, et que leur moral était plus souffrant à cause de leur éloignement de la mère-patrie, en un mot, qu'ils se trouvaient affectés d'un état plus ou moins complet de nostalgie. Le long séjour des malades à l'hôpital, où ils étaient témoins du résultat des maladies graves, contribuait puissamment à développer ou à entretenir les maladies qui avaient leur siége principal au cerveau.

Les émissions sanguines locales ou générales, de même qu'un régime trop sévère, ne sont pas les moyens qui, en général, nous ont le mieux réussi pour combattre les gastro-entéro-encéphalites nostalgiques que nous avons eu occasion d'observer pendant la campagne de Morée. Hippocrate, ce père de notre art, justement appelé le prince de la Médecine, a observé ces maladies sous le même climat, et a dit avec raison : « *Tenuis et exquisitus victus, et in longis morbis semper, et in acutis, ubi non convenit, periculosus. Et rursus ad extremum tenuitatis progressus victûs difficilis, nam et repletiones ad extremum progressæ, difficiles sunt* (1). » C'est un fait que nous avons reconnu, et que tous les médecins de la division ont observé, pendant les mois de septembre et d'octobre 1828, époque pendant laquelle les troupes restèrent campées devant Navarin. La température atmosphérique était très élevée, et il était impossible, pendant le jour, de se soustraire à l'action brûlante du soleil. A

---

(1) Hipp., Aph. 4, sect. I. (Édit. Pariset.)

cette chaleur énervante du jour succédait la fraîcheur de la nuit, qui souvent était fort sensible. Sous l'influence de ces causes, nous voyions les phlegmasies se propager presque toujours au cerveau, et donner naissance aux gastro-entéro-encéphalites intermittentes ou continues. Les saignées capillaires ou générales, dans les climats tempérés, sont les indications que le médecin doit remplir dès le début de ces maladies, pour les retarder ou les arrêter dans leur marche; mais l'expérience a appris que, sous le climat brûlant de la Morée, les émissions sanguines ont donné des résultats peu satisfaisans, même dans les cas où elles paraissaient être le mieux indiquées.

Cette remarque, qui coïncide parfaitement avec les observations que nous recueillîmes en Espagne pendant l'été de 1826, et qui furent publiées dans le *Journal universel des Sciences médicales*, numéro de novembre de la même année, est applicable, non-seulement au traitement des gastro-entéro-encéphalites nostalgiques, mais encore, d'une manière générale et non absolue, à toutes les maladies inflammatoires qui se déclarent à l'époque des saisons chaudes dans des climats brûlans et dans les régions où la température atmosphérique est fort élevée, et se rapproche ou dépasse même celle du sang humain M. le professeur Gasp. Roux, médecin en chef de l'armée, nous disait, avec raison : « Prenez garde, messieurs, aux émissions sanguines trop abondantes, dans un pays où le système nerveux paraît être profondément atteint. »

Il est probable que la même remarque doit être prise en considération pour les maladies que l'on observerait sous des conditions atmosphériques tout-à-fait opposées, sous les pôles, et dans les climats septentrionaux, c'est-à-dire qu'on devrait mettre la même réserve et circonspection dans l'emploi des émissions sanguines et d'un régime trop sévère. Les révulsifs internes et externes, au contraire, sont les moyens dont on s'est servi avec un succès complet contre les phlegmasies viscérales observées en Morée pendant la saison chaude.

Cette même médication et les saignées capillaires ou générales, suivant la force du sujet et l'intensité de la phlegmasie, ont été couronnées du même succès, soit en Morée, soit en Espagne pendant la saison froide. On peut en conclure que les maladies inflammatoires qui se développent pendant les saisons froides des climats chauds, celles qui s'observent pendant le printemps et l'automne dans les pays qui se rapprochent ou qui sont le plus éloignés de l'équateur, et enfin celles qui se déclarent pendant presque toutes les saisons des pays tempérés, doivent être soumises à un traitement purement anti-phlogistique. Ainsi l'on obtiendra des résultats plus favorables d'un régime sévère et des émissions sanguines, surtout capillaires, que par tout autre moyen connu. Nous devons dire toutefois qu'au contraire dans les climats brûlans, de même que dans les régions glaciales, un semblable traitement doit toujours être mûri et modifié même selon les circonstances.

Quoi qu'il en soit, les affections inflammatoires observées en Morée ont été traitées avec plus de succès, au moyen des révulsifs appliqués à l'intérieur ou extérieurement, et c'est surtout lorsqu'on les employait pendant l'acuité de la maladie qu'ils ont fourni des résultats décidément plus favorables. Lorsque l'on attend trop tard et qu'on les emploie sur des sujets déjà affaiblis par le traitement ou la longueur de la maladie, l'inflammation qu'ils produisent peut aggraver l'affection pathologique dont on cherche à arrêter la marche et à prévenir les effets. Ainsi les vésicatoires appliqués aux extrémités inférieures, le sulfate de quinine avec ou sans opium introduit dans l'estomac, dans le cas de gastro-entéro-encéphalite décidément intermittente, et dans celles de ces affections qui se présentent sous les types continus ou rémittens, sont les moyens qui ont le mieux réussi. Mais toutes les époques de la maladie ne sont pas également favorables à l'administration du sulfate de quinine, il faut saisir le premier moment où l'estomac est le moins irrité, et lorsque l'irritation de cet organe n'est plus que sympathique de la maladie principale, ou encore lorsque la gastro-entéro-encéphalite nostalgique présente des exacerbations qui sont séparées par des rémissions plus ou moins marquées ; c'est pendant la rémission que le révulsif anti-périodique doit être administré par l'estomac. Il est des circonstances où le sulfate de quinine, même dans les cas d'irritation intermittente, ne change rien à la force des paroxismes ou des accès, et les

augmente même quelquefois. Il faut alors en suspendre l'usage totalement ou l'administrer en lavement, en doublant la dose, si le médecin juge que
la maladie ne s'étend pas jusque dans les gros intestins.

Étant à Navarin, en décembre 1828, nous ob-
servâmes que le sulfate de quinine, administré par
l'estomac, pour prévenir le retour des accès de
fièvre quotidienne ou tierce, loin de produire l'effet
désiré, aggravait au contraire les accès, lesquels ne
manquaient pas de se reproduire aux heures ordinaires. La raison seule voulait que l'on suspendît
l'usage du médicament, et le jour même où cette
suppression était prononcée servait de date pour
indiquer l'époque de la guérison de la maladie.
Cette guérison était pour le moins aussi solide que
celle que l'on obtient sous l'influence immédiate
de l'anti-périodique. Cette remarque singulière at-
tira notre attention, et nous mit dans le cas de pouvoir en fournir une douzaine d'exemples. Si donc,
après avoir employé le sulfate de quinine pendant
trois ou quatre jours, à la dose de six grains, pendant les intervalles apyrétiques, on s'aperçoit que
les accès se reproduisent avec la même force ou
même ont augmenté d'intensité le quatrième ou le
cinquième jour du traitement, il faut en suspendre
l'usage. Si la maladie cesse de se manisfester, toute
médication est inutile ; mais si elle se montrait encore, il faudrait consulter le gros intestin, et s'il n'y
a point contre-indication, y introduire l'anti-périodique à la dose de douze grains, bien entendu

que son administration devra être préparée, dans
certain cas, par des émissions sanguines peu abondantes, mais cependant calculées sur la force des
sujets et sur la nature et l'intensité de l'inflammation. « Il faut des remèdes périodiques aux
maladies périodiques, a dit avec raison, le docteur Boisseau ; c'est pour cela qu'on en triomphe
plus souvent par l'alternative des émissions sanguines et des excitans, que par l'usage exclusif de
ces deux ordres de moyens. »

Pendant notre séjour à Patras ou à Coron, nous
avons eu à traiter quatre-vingt-quatorze malades
atteints de céphalalgie avec fièvre violente et une
irritation sympathique des organes digestifs. Toutes
ces maladies, dont un grand nombre présentaient le
caractère intermittent, furent traitées au moyen
d'une once de sulfate de soude et d'un grain d'é-
métique en dissolution dans un litre d'eau. Le vo-
missement ou les purgations qui sont résultés de
l'administration de ce médicament ont toujours
dissipé comme par enchantement tous les phénomènes morbides, et la guérison était prononcée le
quatrième ou le sixième jour de l'entrée du malade à
l'hôpital. Quelquefois cependant cette médication a
été précédée d'une saignée plus ou moins copieuse ;
mais toujours calculée suivant la force des sujets et
l'intensité de la maladie. Ce fait pratique étonnera
sans doute bien des personnes, mais il est de toute
authenticité et connu de tous les officiers de santé
attachés aux hôpitaux qui étaient établis dans ces
deux villes. Dans cette maladie, qui a offert un

caractère épidémique, l'irritation avait son siége principal à la tête, et l'excitation des voies digestives n'était que sympathique. Dans aucun cas, la médication dont nous venons de parler n'a produit d'accident. Il est probable que si la céphalalgie avait été consécutive à une inflammation de l'estomac ou des intestins, la même médication, loin d'être favorable, aurait été nuisible. Il est également présumable, ou du moins nous avons assez de raisons pour le croire, que les anti-phlogistiques, purement et simplement administrés avec méthode, auraient amené la guérison de la maladie; mais la convalescence aurait été beaucoup plus longue, les individus beaucoup plus impressionnables à l'action des causes morbifiques, plus sujets aux rechutes, et surtout plus disposés à l'excitation périodique.

En réfléchissant sur tout ce que nous venons de dire, et sur tout ce que nous avons observé depuis que nous pratiquons la Médecine, nous nous demandons si la manière d'agir des médicamens excitans, et dont nous expliquons les effets par la révulsion, était une déduction exacte dans tous les faits pratique; si les maladies dont nous avons parlé étaient ou non de nature inflammatoire, et dans l'affirmative, comment il se faisait que les médicamens qui paraissent n'agir qu'en irritant des organes déjà irrités pussent contribuer à la guérison de ces maladies; car si les phénomènes morbides qui constituent ces affections ont pour cause l'irritation d'un ou de plusieurs organes, suivant l'opinion gé-

, néralement reçue, comment se fait-il, dis-je, que des *médicamens irritans guérissent des irritations?* On ne pourrait expliquer d'une manière satisfaisante un fait de cette nature qu'en reconnaissant que les maladies en question n'ont pas pour source l'irritation ou que ces substances médicamenteuses irritantes · produisent 'autre chose que l'irritation lorsqu'on les introduit dans une partie quelconque du tube digestif. Enfin, il faudrait reconnaître le système du contre-stimulus de Rasori, qui admet une classe de modificateurs stimulans doués d'une action spécifique, et dont l'objet serait de débiliter en ralentissant d'une manière directe l'énergie des propriétés vitales. Quoi qu'il en soit de toutes ces hypothèses, le praticien vraiement éclairé doit le moins possible se laisser entraîner par l'esprit de système, toujours trop exclusif; car la Médecine pratique n'a pu être jusqu'à présent qu'une science d'observation.

Nous pourrions encore ajouter à ce que nous venons de dire des faits pratiques qui, dans l'état actuel de la science, pourraient plus ou moins intéresser, mais nous craindrions de nous écarter de notre sujet; car, comme nous l'avons annoncé, il ne doit embrasser que ce qui est relatif à l'intermittence considérée, soit dans l'état de santé, soit dans l'état de maladie. Nous passerons donc aux recherches chimiques sur l'olivier d'Europe et à l'emploi du principe amer de ce végétal dans le traitement des fièvres intermittentes.

DEUXIÈME PARTIE.

RECHERCHES CHIMIQUES ET MÉDICALES SUR L'OLIVIER D'EUROPE.

Pendant les années 1827 et 1828, lorsque nous étions en Espagne, nous eûmes l'occasion de faire quelques recherches chimiques et médicales sur l'olivier d'Europe, et les résultats de ces recherches nous conduisirent à la connaissance de faits qui intéressaient à la fois et le chimiste et le médecin, et qui, pour ainsi dire, étaient restés inconnus jusqu'alors. Tout récemment encore, étant en Morée, j'ai pu recueillir des documens précieux sur la vertu fébrifuge du principe amer de l'olivier dans le traitement des fièvres intermittentes.

Nous allons commencer par exposer les résultats de l'analyse chimique des feuilles et des écorces de ce végétal, et ensuite nous nous occuperons de faire connaître les résultats de nos recherches thérapeutiques, relatives à l'emploi du principe amer de cet arbuste dans le traitement des fièvres intermittentes, observées, soit en Espagne, soit en Morée.

CHAPITRE PREMIER.

*Analyse chimique des feuilles et des écorces
d'olivier.*

L'olivier commun , *olea Europœa,* de Linné,
dont on distingue plusieurs variétés; est un arbre
de moyenne grandeur; sa tige est branchue, l'é-
corce lisse; les feuilles sont opposées, persistantes,
dures, simples, entières, lancéolées, vertes et lisses
en-dessus, blanches et soyeuses en-dessous; le fruit
est un drupe charnu, connu sous le nom *d'olive,*
dont l'huile est une des plus estimées; on l'emploie
dans les arts et en Médecine. Ce végétal, qui est cultivé dans les départemens méridionaux de la France,
de l'Italie, sur les côtes septentrionales; de l'A-
frique, et dans presque toute l'Espagne, appartient
à la dyandrie monogynie du *Système sexuel* de
Linné, et à la famille des jasminées de la *Méthode
naturelle* de Jussieu...

Quoique les feuilles d'olivier aient été considérées par quelques auteurs comme possédant des
propriétés fébrifuges, leur emploi en Médecine n'en
est pas moins généralement négligé, même dans les
parties de l'Europe où l'arbre qui les fournit est
abondamment cultivé. Cependant on m'a plusieurs
fois assuré que les feuilles dont il s'agit, infusées
dans du vin rouge, ont été employées avec succès
par plusieurs personnes de la classe indigente contre

les fièvres intermittentes qui règnent endémiquement à Pampelune ou dans les environs, à l'époque des saisons chaudes, surtout lorsque la chaleur de l'été a été très forte. Désirant fixer mon opinion sur un fait encore en litige, j'ai entrepris l'analyse comparative des feuilles et des écorces d'olivier, afin de rechercher si la propriété anti-périodique, accordée par quelques médecins à la feuille de cet arbre, pouvait être réelle; et dans le cas où mes expériences me conduiraient à des résultats affirmatifs, j'ai pensé que la même propriété devait exister, peut-être à un plus haut degré, dans l'écorce dont les feuilles ne sont, pour ainsi dire, que l'épanouissement.

Séparer le principe actif d'un végétal qui possède une propriété médicamenteuse quelconque des substances dont l'action est nulle ou nuisible lorsqu'on les met en contact avec les organes vivans, tel est le but qu'on se propose en général dans les analyses modernes; tel est aussi celui que je me suis efforcé d'atteindre dans ce travail, afin de pouvoir mieux fractionner les doses de l'agent anti-fébrile, et réduire à leur juste valeur les résultats de son action thérapeutique.

Avant de rendre compte de nos travaux, je dois faire connaître le résultat de ceux qui ont été faits avant nous.

M. Férat, pharmacien à Toulon, fit, en 1811, l'analyse des feuilles de l'olivier, dont les résultats furent publiés dans le *Bulletin de Pharmacie*, n° 10, 3° année.

« Quatre-vingts grammes de feuilles fraîches, dit
» M. Ferat, soumis à la combustion dans un creu-
» set, ont laissé un résidu cendreux pesant vingt-
» cinq décigrammes ; ces cendres, traitées par l'eau
» distillée, ont laissé un résidu de treize décigram-
» mes : elles contenaient donc douze décigrammes
» de substances salines solubles dans l'eau. Je me
» suis assuré, par des expériences ultérieures,
» qu'elles étaient composées de potasse libre et de
» carbonate, muriate et sulfate de potasse. Le résidu
» cendreux non soluble, décomposé par les réactifs
» ordinaires, contenait de l'alumine, du carbonate
» de chaux, et donnait des traces de fer.

» Je crois donc pouvoir avancer que les feuilles
» fraîches d'olivier contiennent les substances sui-
» vantes, placées d'après leurs quantités respectives:

Ligneux..........................	plus de moitié de leur poids.
Extractif, dont une partie est oxigénable.................	plus d'un cinquième.
Substance résiniforme.........	un onzième.
Muqueux......................	un douzième.
Résidu cendreux.............	un dix-huitième.

» Les produits du résidu cendreux, placés d'après
» leurs quantités respectives, sont ainsi qu'il suit :
» carbonate de potasse, carbonate de chaux, sulfate
» de potasse, alumine, potasse pure et oxide de fer.

» D'où je conclus que les essais de ces feuilles, pour
» les appliquer à la Médecine, devraient être faits
» avec le produit de leur décoction, et, encore mieux,

» avec leur teinture alcoolique, qui tiendrait en dis-
» solution et l'extractif et la substance résiniforme. »

Le 25 novembre 1826, accompagné de M. Nouy-
rit, chirurgien sous-aide-major, je me transportai,
à une demi-lieue de Pampelune, dans une vigne située au nord de la ville, où étaient plantés dix ou
douze oliviers âgés d'environ six ou huit ans. Nous
cueillîmes sur ces arbres une certaine quantité de
feuilles, et, au moyen d'un couteau, nous leur en-
levâmes aussi quelques morceaux d'écorce, com-
prenant dans la section toute la partie corticale, et
mettant à découvert le corps ligneux du tronc. De
retour à Pampelune, ces feuilles et ces écorces furent
exposées à la chaleur d'un four pendant vingt-
quatre heures, afin de les faire sécher et de leur enlever l'eau de végétation dont elles étaient saturées;
après quoi elles furent successivement soumises aux
expériences suivantes.

§ 1er.

Analyse des feuilles d'olivier.

Après leur parfaite dessiccation, les feuilles d'olivier étaient roulées sur elles-mêmes, de couleur
jaunâtre ; elles se brisaient facilement entre les
doigts. On en prit cent grammes, que l'on réduisit
en poudre grossière dans un mortier de fer, et on les
introduisit dans un flacon avec trois cents grammes
d'alcool à 31 degrés. Le vase contenant ce mélange
fut souvent agité et placé pendant huit jours dans

un lieu dont la température se maintînt entre les 6ᵉ et 12ᵉ degrés du thermomètre de Réaumur. Le neuvième jour, on passa le liquide à travers un linge fin ; le résidu ayant été fortement exprimé, fut encore une fois traité avec vingt-cinq grammes de nouvel alcool au même degré ; on fit macérer pendant huit autres jours avec le concours des mêmes circonstances ; on passa, comme précédemment, avec les précautions de bien exprimer le marc, afin de le priver totalement d'alcool : le résidu des feuilles fut mis à sécher, afin d'en connaître le poids.

Les deux teintures alcooliques furent réunies et filtrées à travers une feuille de papier joseph ; le liquide, après cette opération, était transparent, de couleur vert foncé, de saveur amère, rougissant sensiblement le papier bleu de tournesol. Une certaine quantité de cette liqueur, mise en contact avec deux tiers d'eau distillée, se trouble et acquiert un aspect lactescent verdâtre ; la saveur amère alors est plus franche que lorsqu'on déguste cette liqueur sans addition d'eau. Le mélange de cette teinture et d'eau distillée mousse par l'agitation, tandis que, par le repos, il laisse déposer une substance brune-verdâtre composée de matière verte et de résine.

Après avoir étudié les propriétés physiques et chimiques les plus sensibles sur une petite portion de la teinture alcoolique, j'introduisis la totalité de celle qui me restait dans une cornue de verre tubulée, et procédai à la distillation à l'aide d'un bain de cendres. Cette opération terminée, j'obtins deux produits : l'un, qui fut reçu dans le récipient de l'appareil distillatoire, était de l'alcool passablement concentré, donnant 32 degrés à l'aréomètre de Baumé, dont la quantité équivalait aux deux tiers de celui employé pendant les deux macérations ; l'autre était le résidu de la distillation resté dans la cornue, liquide trouble, plus amer et plus foncé en couleur qu'il ne l'était avant cette opération. Évaporé, au moyen d'une douce chaleur, dans un vase de porcelaine, jusqu'à consistance de miel épais, ce liquide a fourni un extrait pesant vingt-sept grammes, de couleur noire tirant sur le vert ; cet extrait avait une saveur très amère, laissant un arrière-goût douceâtre. Il fut délayé avec deux cents grammes d'eau distillée froide, dans laquelle on avait battu quinze grammes de blanc d'œuf : le liquide ayant été de nouveau agité, on éleva sa température jusqu'au terme de l'ébullition , et on le filtra bouillant à travers une étamine. L'albumine, en se coagulant, s'est emparée de la matière colorante verte et a rendu la liqueur claire et transparente. Elle s'est maintenue dans cet état pendant tout le temps que sa température est restée à un degré voisin de l'ébullition ; mais, en se refroidissant, cette liqueur est devenue trouble en laissant précipiter une substance résineuse noire, dont elle se débarrassa totalement par son refroidissement complet, de manière à redevenir transparente.

Cette substance résineuse, qui offre de l'analogie avec le goudron, est noire, poisseuse, demi-transparente ; elle se dissout très bien dans l'alcool et dans l'eau bouillante ; elle est insoluble dans l'eau froide ; celle que j'ai obtenue dans cette expérience pesait 1,750.

Ainsi privée de matière verte et de résine, la liqueur conservait encore une couleur rouge-jaunâtre ; elle était transparente, possédait une saveur très amère, à laquelle succédait une sensation légèrement sucrée, et rougissait fortement le papier bleu de tournesol. Soumise à l'évaporation jusqu'à consistance de miel épais, elle a donné un extrait amer, transparent, de couleur rouge foncé, pesant 4,350. Après avoir été abandonnée à elle-même dans un lieu frais pendant trois jours, cette substance extractive fut de nouveau examinée. Elle avait perdu sa transparence, et offrait dans son centre une foule de cristaux en lames micacées demi-circulaires, dont l'ensemble donnait à la masse un coup d'œil qui avait quelque analogie avec celui du moiré métallique.

Voulant isoler la matière cristalline du principe amer incristallisable, cet extrait fut traité à froid avec une certaine quantité d'alcool concentré ; après quelques heures de contact, ce véhicule a dissous toute la substance extractive amère, tandis que la matière cristalline n'en fut que peu ou point attaquée. Lorsque j'acquis la certitude que l'alcool s'était emparé de tout ce qu'il pouvait dissoudre, je filtrai à travers du papier joseph. Quoique la filtration du liquide se soit faite assez difficilement, nous parvînmes cependant, au bout de quelques heures, à obtenir, d'une part, le principe amer en dissolution dans l'alcool, et de l'autre, la substance cristalline restée sur le filtre, qui fut lavée à plusieurs reprises avec de l'alcool, afin de lui enlever la matière colorante amère dont elle était enveloppée. La substance cristalline avait alors perdu sa forme primitive, et ressemblait assez à de la cassonade brute. Comme elle était encore un peu colorée et d'une cristallisation informe, je la fis dissoudre dans de l'alcool bouillant; j'évaporai la dissolution, et, par une nouvelle cristallisation, cette substance, que j'examinerai par la suite, fut réduite à son plus haut degré de pureté possible; elle pesait 0,600. Les liqueurs alcooliques réunies étaient très colorées, transparentes, d'une saveur très amère. Ce liquide fut évaporé dans une tasse à café de porcelaine, à l'aide d'une douce chaleur, jusqu'à consistance d'extrait épais; le principe amer, ainsi séparé de toutes les autres substances, pesait 12,000.

Il est essentiel de faire observer que, lorsque l'on veut séparer le principe amer de la substance cristalline, comme je viens de le faire, il faut que l'alcool que l'on emploie soit bien concentré, parce que, dans le cas contraire, le principe amer contiendrait toujours des traces de matière cristalline, à raison de la propriété que possède cette dernière substance de se laisser attaquer par l'alcool qui ne serait pas convenablement déflegmé.

Nous avons dit précédemment que la solution aqueuse de l'extrait alcoolique avait été clarifiée avec de l'albumine; cette opération avait un double but, celui de rendre le liquide transparent, et celui de séparer la matière verte, dont l'albumine s'empare en se coagulant. Le coagulum albumineux, après avoir été bien desséché, se présentait en petits morceaux friables, de couleur verte; il fut réduit en poudre et traité avec de l'alcool concentré, dont on éleva la température de quelques degrés. La matière verte fut entièrement dissoute et séparée de l'albumine par la filtration. La liqueur alcoolique était transparente, de couleur vert-émeraude magnifique, et tenait en dissolution la matière verte des feuilles. Traitée avec une quantité d'eau distillée équivalent au tiers de l'alcool employé, cette dissolution s'est troublée; après quelques heures de repos, elle a fourni un précipité de couleur vert pâle. Le liquide ayant été soigneusement décanté ensuite, et le précipité bien desséché, on a obtenu par ce moyen cette matière verte, dont la couleur est superbe, et offre de la ressemblance avec celle de l'émeraude; elle se présente sous forme pulvérulente, est insoluble dans l'eau et soluble au contraire dans l'alcool, à toutes les températures; celle que nous avons obtenue dans cette expérience pesait 2,100.

Si, après avoir séparé la matière verte du liquide alcoolique qui la surnage, on soumet celui-ci à la distillation, on peut obtenir par cette opération la plus grande partie de l'alcool employé.

Les feuilles d'olivier, épuisées par l'alcool et bien desséchées, ne pesaient plus que 70,300; elles furent soumises à l'ébullition avec une livre et demie d'eau distillée; nous obtînmes une décoction qui, filtrée, était transparente, de couleur rouge foncée, inodore, de saveur amarescente herbacée. Une certaine quantité de ce liquide fut soumise à l'action des réactifs suivans

Le papier bleu de tournesol est devenu rouge;

Le nitrate d'argent, mis en contact avec cette décoction, a produit un précipité blanc peu abondant, soluble dans l'ammoniaque caustique;

Le nitrate de baryte s'est comporté comme le réactif précédent, en donnant naissance à un précipité blanc pulvérulent peu considérable, insoluble dans l'acide nitrique;

L'oxalate d'ammoniaque a troublé sensiblement le liquide;

Le proto-sulfate de fer a produit un précipité brun-verdâtre, qui est devenu foncé en couleur par le contact prolongé de l'air atmosphérique;

La solution de gélatine a déterminé des traces de précipité;

L'hydro-cyanate ferruré de potasse, de même que la teinture d'iode, n'ont produit aucun changement apparent.

Après l'examen par les réactifs, la totalité de la décoction qui nous restait fut évaporée, au moyen d'un feu doux, jusqu'à consistance d'extrait épais, lequel avait une couleur brunâtre, une saveur acerbe herbacée, sans amertume et point d'odeur. Cette substance extractive pesait 3,900. Elle était insoluble dans l'alcool, auquel elle n'a fourni, après quelques heures de contact, que des traces d'une matière résineuse, semblable à celle dont nous avons parlé plus haut; et traitée par l'alcool bouillant, on en a séparé des atomes de matière cristalline jouissant des mêmes propriétés que la précédente. Ainsi privée de toute combinaison, cette substance, qui est de nature gommeuse, est insoluble dans l'alcool à toutes les températures, et se dissout très bien dans l'eau distillée froide, d'où elle peut être précipitée au moyen de l'alcool concentré.

Le parenchyme des feuilles, après avoir été épuisé par l'alcool et l'eau, ne pesait plus que 67,900.

La matière cristalline que nous avons trouvée, formant un des principes constitutifs des feuilles d'olivier, et que l'on rencontre aussi en plus grande quantité dans l'écorce fraîche du même végétal, nous avait paru d'abord posséder des caractères qui nous la faisaient distinguer de tous les autres principes immédiats des végétaux connus; mais par un examen plus attentif que nous fîmes ultérieurement, nous avons reconnu qu'elle se rapprochait de la mannite, dont elle possédait les principaux caractères. Cependant, nous devons le dire, il nous reste encore des doutes sur la véritable nature de cette substance que nous avions considérée comme nouvelle, et à laquelle nous avions proposé de donner le nom de *Vauqueline*; nous la désignerons provisoirement sous la dénomination de *matière cristalline.*

Cette matière cristalline qui, sous quelques rapports, se rapproche de la nature du sucre et de la substance découverte par M. Pelletier dans la gomme de l'olivier, et que ce chimiste a désignée sous le nom d'*olivile*; cette substance cristalline, disous-nous, dans son état de pureté, est blanche, inodore, d'une pesanteur spécifique faible, d'une saveur un peu sucrée; elle semble brunir lorsqu'elle reste long-temps en contact avec l'air atmosphérique. Très soluble dans l'eau à toutes les températures, peu ou point soluble dans l'alcool froid, la matière cristalline se dissout très bien, au contraire, dans l'alcool bouillant, d'où elle se précipite, par le refroidissement, en flocons blancs. Lorsqu'on la place sur un charbon incandescent, elle fond, se boursoufle, se carbonise, en répandant une fumée assez épaisse, qui a l'odeur propre aux autres substances végétales soumises à la même action; elle donne un charbon poreux très léger. Dissoute dans de l'eau distillée, elle n'a point d'action sur le papier bleu de tournesol; elle semble en avoir une peu sensible sur celui qui a été rougi par un acide végétal, et qui acquiert alors un coup d'œil bleuâtre. Elle cristallise en lames micacées, qui, quelquefois, ont un aspect nacré; d'autres fois, les cristaux prennent la forme prismatique, partent en divergeant d'un centre commun, s'étendent à d'égales distances, et donnent alors à la cristallisation quelque ressemblance avec une étoile. J'ai vu une fois les cristaux de cette substance avoir la forme de la feuille de fougère, ou plutôt celle de l'extrémité de la barbe d'une plume. Cette différence dans la forme de ses cristaux doit tenir au degré de concentration de ses dissolutions, ou bien à la différence des quantités sur lesquelles j'ai opéré en étudiant ses propriétés.

Désirant connaître définitivement jusqu'à quel point les cristaux de cette substance diffèrent de ceux du sucre ordinaire, j'ai soumis l'un et l'autre corps aux expériences comparatives suivantes. Je pesai parties égales de sucre blanc raffiné et de substance cristalline, je les fis dissoudre séparément dans parties égales d'eau distillée; les deux solutions furent concentrées au même degré, à l'aide d'un feu ménagé, dans deux verres de montre, qui, ensuite, furent placés dans un lieu frais. Six heures après, la solution de la substance cristalline, dont la densité était égale à celle du sucre, commençait à cristalliser, et le lendemain tout le liquide était transformé en une masse de cristaux, dont le plus grand nombre, bien caractérisés, avaient la forme de l'extrémité de la barbe d'une plume. Le vase dans lequel avait été placée la solution de sucre offrait un liquide dépourvu de cristaux, ayant la consistance de sirop épais : ce n'est que cinq jours plus tard que ce liquide sirupeux a donné naissance à des cristaux détachés de sucre candi, dont la forme est essentiellement différente de ceux que nous avons obtenus par le même moyen en opérant sur la substance cristalline.

Nous avons aussi fait une autre expérience pour savoir si la substance cristalline était susceptible de fermenter; en conséquence nous avons opéré de la manière suivante. Une certaine quantité de cette

substance en dissolution dans de l'eau distillée fut
introduite avec une certaine quantité de levûre de
bière sous une cloche pleine de mercure, dans un
milieu dont la température pouvait varier de 10 à
15 degrés. Une semblable quantité de sucre et
de mannite en dissolution dans une égale quantité
d'eau distillée furent placés avec de semblables proportions de ferment sous deux autres cloches aussi
pleines de mercure. Ainsi toutes les circonstances
étant égales d'ailleurs, au bout de dix heures le
sucre avait été entièrement décomposé, tandis qu'il
a fallu trois jours pour obtenir de la matière cristalline et de la mannite un demi-pouce de gaz provenant de la fermentation vineuse de ces deux substances. Ainsi, d'après cette expérience, la substance
cristalline aurait montré les propriétés de la mannite,
et celle-ci serait susceptible de fermenter, faculté
que les chimistes lui ont refusée (1). M. le professeur
Lassaigne, à qui je fis part du résultat de cette dernière expérience, a pensé que les substances dont
je m'étais servi n'étaient pas bien pures, et que
celle de l'olivier contenait encore un reste de substance mucoso - sucrée, qui l'enveloppe ordinairement. Quant à la mannite, elle m'a paru être
extrêmement pure ; elle venait de la pharmacie
de M. Pelletier. Ainsi si le principe cristallin de.

---

(1) On peut consulter la note relative à ces expériences,
publiée par M. Chéreau, dans le *Journal de Chimie médicale*, pour 1828, page 581.

l'olivier est identique avec la mannite, l'opinion émise par M. Decandolle recevrait un nouvel appui; car il a dit que les plantes qui se ressemblaient par leurs formes extérieures se ressemblaient aussi par leur composition chimique : or, le fresne qui fournit la manne et l'olivier appartiennent à la même famille naturelle de Jussieu.

Le principe amer, dans lequel réside la propriété anti-périodique du végétal, se présente sous forme d'extrait, de couleur brune-rougeâtre, demi-transparent, d'odeur faiblement nauséabonde, de saveur très amère, soluble dans l'eau et l'alcool, et rougissant fortement le papier bleu de tournesol. En dissolution dans l'eau distillée, et traité avec de la magnésie calcinée, le principe amer perd en totalité ou en partie son amertume, et ce phénomène devient encore plus sensible si l'on élève la température du liquide jusqu'au terme de l'ébullition. Alors la saveur amère est pour ainsi dire tout-à-fait neutralisée; elle se manifeste de nouveau si, dans le mélange du principe amer et de magnésie, on verse quelques gouttes d'acide hydro-chlorique, de manière à saturer la totalité de la magnésie employée, d'où il résulterait que la partie amère des feuilles d'olivier, de même que celle de ses écorces fraîches, est de nature acide, puisque son caractère essentiel est de rougir les couleurs bleues végétales, et d'être neutralisée par les alcalis.

Quoique je sois bien persuadé de la difficulté que l'on éprouve, dans l'examen des substances végétales, d'établir avec une précision mathématique les quantités relatives des produits dont elles sont composées, je crois cependant me rapprocher assez de la vérité, en indiquant les résultats suivans, que j'ai obtenus par l'analyse de cent grammes de feuilles d'olivier :

1°. Principe amer acide..............	12,000	gramm.
2°. Résine noire...................	1,750	
3°. Matière cristalline analogue à la man-nite.............................	0,600	
4°. Extrait gommeux................	3 900	
5°. Matière colorante verte..........	2,100	
6°. Sulfate de chaux...............	q. indéterm.	
7°. Hydro-chlorate de chaux..........	*Idem.*	
8°. Acide gallique..................	*Idem.*	
9°. Tannin........................	*Idem.*	
10°. Parenchyme des feuilles..........	67,900	
11°. Perte pendant les expériences......	11,750	
Total......	100,000.	

§ II.

Analyse des écorces fraîches d'olivier.

Après avoir fait sécher, à la chaleur d'un four, les jeunes écorces d'olivier, qui furent détachées du tronc principal de ce végétal, sur lequel nous cueillîmes les feuilles, elles étaient lisses, roulées longitudinalement sur leur face interne, friables, à cassure nette, d'une saveur amère plus prononcée que celle des feuilles, ce qui aura toujours lieu lorsque l'on aura eu la précaution de choisir de préférence l'écorce de jeunes branches ou de jeunes troncs; celle qui serait trop avancée en âge n'est pas bonne pour l'usage médical.

Je pesai cent grammes de ces écorces, je les réduisis en poudre grossière dans un mortier de fer, et après les avoir introduites dans un vase de verre, je fis macérer, pendant huit jours, avec trois cents grammes d'alcool à 31 degrés. Nous eûmes soin d'agiter souvent le mélange ou d'en élever la température de quelques degrés, de la même manière que nous le fîmes pendant l'expérience précédente. Le neuvième jour, ce macéré fut projeté sur une étamine ; le marc ayant été bien exprimé, fut traité encore une fois avec deux cent cinquante grammes de nouvel alcool au même degré. La macération ayant eu lieu pendant huit autres jours, elle fut passée de nouveau à travers un linge comme précédemment. L'écorce qui, dans son état naturel, et surtout après avoir été desséchée, est sensiblement amère, avait perdu cette propriété par les deux macérations successives, et après avoir été réduite à un état complet de dessiccation, elle ne pesait plus que 66,850.

Les deux teintures alcooliques furent réunies et passées au travers d'un filtre de papier joseph. La filtration terminée, on a obtenu un liquide transparent, de couleur rouge-verdâtre, moins foncé en couleur, mais d'une saveur bien plus amère que celui que nous avons obtenu par la macération des feuilles. Il se troubla lorsqu'on le mélangea avec deux tiers d'eau distillée. Introduit dans un vase approprié, ce liquide a fourni, par la distillation, les deux tiers de l'alcool employé; il est resté dans la cornue une liqueur de couleur brune-verdâtre, troublée par des flocons de matière verte et de résine ; elle a une saveur excessivement amère, rougit fortement le papier bleu de tournesol : évaporée à l'aide d'une douce chaleur jusqu'à consistance de miel épais, cette liqueur a fourni un extrait du poids de 28,500, de couleur brune tirant sur le vert, de saveur très amère, soluble en totalité dans l'alcool, mais ne se dissolvant qu'en partie dans l'eau distillée.

La totalité de cet extrait fut délayée dans deux cents grammes d'eau distillée froide, dans laquelle on avait battu quinze grammes d'albumine; ce liquide fut chauffé graduellement jusqu'au terme de l'ébullition. Par ce moyen l'albumine, en se coagulant, s'est emparée de la matière verte qui est restée sur l'étamine après la filtration de la liqueur. D'un rouge-jaunâtre, d'une saveur extrêmement amère, cette liqueur n'est transparente qu'au moment où elle vient d'être passée à l'étamine : elle se trouble par le refroidissement, en laissant déposer au fond du vase qui la reçoit une certaine quantité de matière résineuse noire, semblable à celle que nous avons trouvée dans les feuilles; mais, après la précipitation complète de la matière résineuse, la liqueur s'étant refroidie, redevient claire et transparente. Si l'on décante cette liqueur avec soin, de manière à en séparer le précipité, et qu'ensuite on la fasse évaporer au moyen d'une douce

chaleur jusqu'à consistance convenable, on obtient
un extrait du poids de 22,500, transparent, de
couleur marron-jaunâtre, très amer, ayant un arrière-goût douceâtre, rougissant fortement le papier
bleu de tournesol, soluble dans l'eau à toutes les
températures, de même que dans l'alcool bouillant,
mais ne se dissolvant qu'en partie dans ce dernier
liquide, à la température ordinaire.

La matière résineuse, après avoir été bien lavée
avec de l'eau distillée, afin de lui enlever le principe
amer dont elle aurait pu être enveloppée, pesait,
étant desséchée, 5,850. Noire, transparente, inodore,
cette résine, qui est en tout analogue à celle que
nous avons obtenue des feuilles, est insoluble dans
l'eau distillée froide et très soluble dans l'alcool.

La partie extractive, ainsi privée de matière verte
et de résine, fut placée dans un lieu frais : examinée deux jours après, j'aperçus dans le centre de
la masse une cristallisation confuse, formée de lames
micacées demi-circulaires, colorée par le principe
amer incristallisable. Ces cristaux ne sont autre
chose que ceux d'une substance entièrement analogue à celle trouvée dans les feuilles, et dont nous
avons parlé plus haut : ils jouissent en effet des
mêmes propriétés physiques et chimiques; seulement dans l'écorce, on rencontre, cette substance
en plus grande proportion.

Cet extrait, en partie cristallisé, fut traité avec
une quantité convenable d'alcool à 33 degrés.
Après un contact de quinze à vingt minutes, ce
véhicule s'empara du principe amer, tandis que

la matière cristalline n'en fut presque point attaquée. Dans cet état, je procédai à la filtration sur
du papier joseph, et par ce moyen j'obtins la matière cristalline retenue par le filtre et le principe
amer en dissolution dans l'alcool. Après cette opération, il resta un liquide coloré en rouge-jaunâtre,
transparent, rougissant le papier de tournesol, ayant
une saveur fortement amère et persistante.

La matière cristalline, qui était encore un peu
colorée, fut lavée à plusieurs reprises avec de l'alcool froid, et, après avoir été bien desséchée, elle
pesait 1,950.

La dissolution alcoolique contenant le principe
amer, privé de matière cristalline, fut évaporée dans
une tasse à café de porcelaine jusqu'à consistance
de miel épais; l'extrait qui en est résulté était de
couleur rouge-jaunâtre, transparent, d'une saveur
amère plus franche et plus prononcée que celui
des feuilles; il pesait 16,000.

Le principe amer des écorces ainsi purifié jouit
des mêmes propriétés physiques et chimiques que
celui obtenu des feuilles; seulement on le trouve
en plus grande quantité dans l'écorce, dont la saveur amère est aussi plus prononcée.

La matière verte des écorces, combinée à l'albumine coagulée, fut séparée, comme nous l'avons
fait dans l'analyse des feuilles : elle pesait 1,500.

L'écorce d'olivier ayant été épuisée par l'alcool,
fut reprise, et on la fit bouillir avec une livre et
demie d'eau distillée : après plusieurs minutes d'é-
bullition, on fit passer la décoction froide à travers

un filtre de papier joseph. La liqueur ainsi filtrée était transparente, de couleur rougeâtre, inodore, de saveur un peu amère d'abord, mais laissant ensuite une légère impression douceâtre; elle n'exerçait aucune action sur le papier bleu de tournesol, et semblait ramener au bleu celui qui avait été rougi par un acide végétal.

Une petite quantité de cette décoction fut mise successivement en rapport avec le nitrate d'argent, le nitrate de baryte, l'oxalate d'ammoniaque, le proto-sulfate de fer et la solution de gélatine; ces réactifs y ont déterminé des précipités plus ou moins abondans. La teinture d'iode et d'hydro-cyanate ferruré de potasse n'y ont occasioné aucun changement apparent.

Je fis ensuite évaporer le reste de la décoction jusqu'à consistance extractive. L'extrait que j'en ai obtenu était de couleur brune-jaunâtre, d'une saveur légèrement amère, accompagnée d'une impression douceâtre. Il était presque entièrement composé de gomme, d'un peu de résine et d'autant de matière cristalline; il pesait 4,000.

Enfin, d'après tout ce qui précède, nous sommes autorisé à conclure que les jeunes écorces d'olivier sont composées d'un même nombre de substances que les feuilles, et dont les proportions sont les suivantes :

1°. Principe amer acide.. . . . .   16,000 gramm.
2°. Résine noire.. . . . .   5,85o
3°. Matière cristalline analogue à la
    mannite. 1,95o
4°. Extrait gommeux.   4,000
5°. Matière colorante verte. 1,5oo
| 6°. Sulfate de chaux.. . . . .   q. indéterminée.
7°. Hydro-chlorate de chaux. . . . . . .   *Idem.*
8°. Acide gallique. . . . .   *Idem.*
9°. Tannin. . . . .   *Idem.*
10°. Ligneux. 61,5oo
11°. Perte pendant les expériences. . . .   9,200
              TOTAL. . . . 100,000.

Nos recherches avaient pour but principal d'isoler
le principe amer des feuilles et des jeunes écorces
d'olivier, afin de pouvoir mieux étudier ses effets
thérapeutiques. Cependant pour compléter, autant
que possible, ce travail, j'ai cru devoir soumettre
à quelques essais chimiques les vieilles écorces de
ce végétal, quoique, par un premier examen, elles
me parussent peu susceptibles de fournir des résultats satisfaisans. J'opérai donc de la manière suivante :

Une certaine quantité d'écorces, prises sur de
vieux troncs d'olivier destinés à être brûlés, fut
concassée dans un mortier de fer : ainsi réduite en
poudre grossière, cette écorce était de couleur jaune
foncé, ayant peu ou point d'amertume, mais oc-
casionant sur la langue un sentiment d'astriction
que les autres parties du végétal ne présentaient
pas. Introduite dans une fiole à médecine, cette

poudre fut traitée avec de l'alcool à 33 degrés, dont on éleva la température jusqu'au terme de l'ébullition : ayant maintenu le liquide pendant quelques minutes à cette température élevée, je le fis passer bouillant à travers un filtre de papier joseph. Ce liquide alcoolique, examiné lorsqu'il fut filtré, étant encore chaud, était peu coloré, transparent, peu ou point amer; il s'est troublé en se refroidissant. Je le partageai en deux parties égales. L'une d'elles fut évaporée à l'aide d'une douce chaleur, dans un verre de montre, de manière à la réduire au quart de son volume : exposé ensuite dans un lieu froid, ce liquide, en se refroidissant, s'est pris en une espèce de gelée jaunâtre, hétérogène, de saveur peu ou point amère. L'autre partie fut projetée sur un filtre, afin d'en séparer le dépôt qui s'était formé par le refroidissement. Examinée après la filtration, la liqueur était transparente, de couleur jaune-rougeâtre. Elle fut évaporée jusqu'à consistance d'extrait, de couleur rouge, transparent, ridé, de saveur amère peu sensible, ayant quelque chose de balsamique; cet extrait, qui n'a fourni aucune trace de cristallisation, même après être resté pendant huit jours exposé à une basse température, est insoluble dans l'eau distillée et se dissout très bien dans l'alcool.

La substance qui fut trouvée sur le filtre avait une couleur jaunâtre; elle était insoluble dans l'eau et l'alcool froid ; elle offrait de la ressemblance avec la cire.

5. Je n'ai pas cru devoir continuer mes recherches

sur cette écorce, puisqu'elle ne contient que peu ou point de principe amer, et que d'ailleurs elle n'offre rien d'intéressant à étudier.

« Il résulte de tout ce que je viens de dire, que les jeunes écorces d'olivier renferment dans leur composition les mêmes élémens que les feuilles; que le principe amer, la résine, la gomme, et surtout la matière cristalline, s'y trouvent en proportions plus considérables que dans ces dernières, qui à leur tour renferment un centième de matière colorante verte de plus que les écorces; que les expériences que j'ai faites sur les écorces anciennes du même végétal démontrent qu'elles sont formées seulement de résine, d'une très petite quantité de gomme et de tannin, et de beaucoup de ligneux; qu'elles ne contiennent que peu ou point de principe amer, des atomes de cire et des traces d'une substance balsamique; enfin, qu'elles ne contiennent point de matière cristalline.

« De ces faits, nous sommes naturellement autorisés à conclure que la propriété fébrifuge qui appartient essentiellement au principe amer de l'olivier se rencontre en plus grande partie dans l'écorce fraîche de ce végétal, que l'on devra préférer à toutes les autres parties lorsque l'on aura l'intention d'en faire un usage médical. On sait d'ailleurs que le nombre, la nature et les proportions des divers produits qui composent les organes des végétaux peuvent varier selon les circonstances de l'âge, du climat et de l'exposition des plantes au nord ou au midi; et aussi, comme le fit remarquer l'illustre

Vauquelin, dont la science pleure la perte, en parlant de la quantité variable de morphine que l'on trouve dans le pavot indigène, en raison de la saison de l'année qui aurait été plus ou moins chaude.

Je sais que, pour achever de compléter ce travail, il aurait fallu incinérer les résidus épuisés par l'alcool et par l'eau, mais, les moyens d'investigation me manquent, et je crois d'ailleurs que le travail de M. Ferat remplira en partie cette lacune, puisqu'il a opéré sur des cendres provenant de l'incinération des feuilles d'olivier, travail dont j'ai donné les résultats au commencement de ce chapitre. Toutefois je crois avoir atteint le principal but que je me proposais, en isolant des feuilles et des écorces de l'olivier les produits immédiats qui peuvent être de quelque utilité aux arts et à la Médecine. Je vais faire connaître, dans le chapitre suivant, les résultats des essais qui ont été faits, soit en Espagne, soit en Morée, avec le principe amer de l'olivier, dans le traitement de fièvres intermittentes.

CHAPITRE II.

Observations médicales sur le principe amer de l'olivier.

Les feuilles d'olivier ont été employées contre les fièvres intermittentes par quelques médecins espagnols et par un assez grand nombre d'officiers de santé français qui se trouvaient en Espagne pendant la guerre de 1808 à 1813. M. le docteur Bidot,

médecin en chef de l'hôpital militaire de Saint-
Omer, est le premier, à ma connaissance, qui ait
écrit que la feuille de ce végétal devait être considérée comme un des meilleurs succédanés du quinquina. M. Cazals, médecin à Agde, a également
employé cette feuille dans le même but.

Les expériences que firent sur son action fébrifuge MM. les docteurs Béguin et Faure en Estra-
madure, pendant les années 1810 et 1811, prouvent
toutes, à des degrés divers, en faveur de son efficacité. Ces recherches étaient alors d'autant plus
importantes, qu'à cette époque il était très difficile,
pour ne pas dire impossible, de se procurer de
l'écorce du Pérou. La poudre, l'infusion aqueuse
ou vineuse, étaient en général les formes sous lesquelles on administrait la feuille de l'olivier, et le
plus souvent avec un succès complet.

Les expériences médicales dont il sera question
dans cet Ouvrage ont été faites avec l'extrait des
écorces du même végétal, ramené, autant qu'il a
été en mon pouvoir de le faire, à ses élémens les
plus actifs, et sur les effets duquel j'appelle toute
l'attention des médecins. Cet extrait amer, avec
lequel ont été faites ces observations, provenait des
écorces d'olivier prises sur les arbres qui croissent
à quelques lieues de Pampelune. Je les dus à l'obli-
geance de MM. le général comte de Spelette et
d'Antillon, membre de la Junte de l'hôpital de la
capitale de Navarre, qui possèdent dans leurs propriétés des champs d'oliviers d'une très grande
étendue.

Ces expériences, réunies à celles des médecins qui m'ont précédé, serviront, je pense, à dissiper toute espèce de doute sur la propriété fébrifuge de l'olivier, et engageront les praticiens à répéter nos essais et à les multiplier.

Première observation.—L..., François-Jacques, âgé de vingt-sept ans, d'un tempérament avec prédominance du système sanguin, soldat au 9e régiment d'infanterie de ligne, entra à l'hôpital militaire de Pampelune le 7 juin 1827, pour y être traité d'une fièvre intermittente quotidienne dont il était atteint depuis trois jours. Environ vingt jours auparavant, ce militaire avait été guéri d'une maladie semblable, dont celle-ci ne pouvait être considérée que comme la rechute. Le 7 et le 8, le malade fut mis à la diète absolue et à l'usage de boissons adoucissantes. Les accès ne manquèrent point d'apparaître à l'heure accoutumée; au rapport du malade, ils se faisaient sentir avec moins de force que ceux observés pendant les premiers jours.

Le 9, à la visite du matin, L... est très calme. (Diète absolue; limonade gommeuse *bis;* deux grammes d'extrait amer d'écorce d'olivier en dissolution dans trois onces d'eau commune, à prendre en deux fois, à une heure d'intervalle, avant le moment présumé du retour de l'accès.) Le soir, le malade déclare ne pas avoir eu la fièvre, qu'il attendait à onze heures du matin; il a pris la seconde partie de sa potion à dix heures; à trois heures de l'après midi, il est parfaitement tranquille et dans un état complet d'apyrexie.

Le 10, L... se dit guéri; je le trouve très calme; il demande des alimens. (Bouillon toute la journée; limonade gommeuse; potion avec deux grammes d'extrait amer d'écorce d'olivier.) Le soir, la fièvre a manqué de se manifester comme la veille. Le 11, la guérison paraît confirmée. (Soupe; tisane d'orge.)

Les 12, 13, 14, 15, etc., le malade est bien. Les alimens furent graduellement augmentés jusqu'au 18, époque à laquelle il retomba de nouveau. Six grammes d'extrait amer, pris comme précédemment, suffirent pour compléter la guérison, et L... sortit de l'hôpital parfaitement guéri, le 1er juillet, ayant pris en deux époques dix grammes d'extrait d'olivier.

Deuxième observation.—P..., Denis-Étienne, âgé de vingt-cinq ans, d'un tempérament avec prédominance du système vasculaire sanguin, soldat au 9e régiment d'infanterie de ligne, entra à l'hôpital militaire de Pampelune le 7 juin 1827, pour y être traité d'une fièvre intermittente quotidienne dont il était atteint depuis trois jours. C'est la seconde fois que ce militaire entra à l'hôpital pour la même maladie : il en était sorti guéri vers les derniers jours du mois de mai précédent. Les 7 et 8, il fut mis à la diète absolue et à l'usage de la limonade gommeuse. La fièvre se déclara, pendant les deux premiers jours, à la même heure par le frisson, la chaleur et la sueur. L'accès dura environ six heures.

Le 9, à la visite du matin, le malade est calme, dans un état complet d'apyrexie; le retour de l'accès doit avoir lieu à onze heures. (Diète; limonade gommeuse *bis;* deux grammes d'extrait d'écorce d'olivier dans une potion gommeuse, à prendre en deux fois comme précédemment.) Le soir, le malade assure ne pas avoir eu la fièvre; je le trouve en effet très calme et n'offrant aucun symptôme de maladie.

Le 10, apyrexie complète; P... se croit guéri; il demande avec instance des alimens. (Bouillon matin et soir; limonade gommeuse *bis;* potion gommeuse avec deux grammes d'extrait d'olivier, à prendre comme la veille.) Le soir, l'accès a encore manqué; la convalescence paraît décidée. Le 11, le malade peut être considéré comme délivré de sa fièvre. (Soupe toute la journée; tisane d'orge.)

Les 12, 13, 14, etc., la santé étant parfaitement rétablie, les alimens furent graduellement augmentés, et P... sortit de l'hôpital le 22, ayant pris en deux jours quatre grammes d'extrait amer d'écorce d'olivier.

Troisième observation. — A..., Pierre, soldat au 9e régiment d'infanterie de ligne, âgé de vingt-cinq ans, d'un tempérament avec prédominance du système sanguin, entra à l'hôpital militaire de Pampelune le 7 juin 1827, ayant une fièvre intermittente quotidienne, dont il fut atteint à trois reprises différentes dans l'espace d'un mois.

Les 7, 8 et 9, le malade eut une fièvre très forte chaque jour, à peu près à la même heure; elle s'annonçait par des frissons à dix heures et demie du matin; la chaleur se manifestait à midi, et durait jusqu'à cinq heures du soir, moment où la sueur commençait et terminait le paroxisme. Pendant ces trois jours, A... fut mis à la diète et à l'usage des boissons gommeuses acidulées, sans qu'on pût remarquer que les accès diminuassent de durée ou de violence.

Le 10, à la visite du matin, le malade paraît tranquille; il attend l'accès à dix heures et demie. (Diète; limonade gommeuse *bis*; potion gommeuse avec deux grammes d'extrait d'écorce d'olivier, à prendre en deux fois, deux heures avant le moment présumé de l'accès.) Le soir, je trouve que la fièvre a manqué et que le calme est parfait.

Le 11, la convalescence s'établit; toutes les fonctions sont rentrées dans l'état physiologique; la faim se fait sentir avec vivacité. (Bouillon matin et soir; limonade gommeuse; potion avec deux grammes d'extrait d'olivier.) L'extrait amer n'est alors prescrit qu'afin de consolider la guérison.

Les 12, 13, 14, etc., le rétablissement de la santé se confirme; les alimens sont successivement augmentés, et le 22 A... sort de l'hôpital parfaitement guéri. Quatre grammes d'extrait ont suffi pour prévenir le retour des accès.

Quatrième observation.— R..., Jacques, âgé de vingt-quatre ans, d'un tempérament bilioso-sanguin, d'une faible constitution, soldat au 9e régiment d'infanterie de ligne, entra à l'hôpital militaire de Pampelune le 9 juin 1827, pour une rechute de fièvre intermittente tierce; celle-ci avait reparu depuis trois jours. Le 20 du mois de mai dernier, ce militaire était sorti de l'hôpital, après avoir été guéri de la même maladie.

Pendant les journées du 9 et du 10, le malade, dont l'accès se caractérisa par le froid, la chaleur et la sueur, est mis à la diète absolue et à l'usage de la limonade gommeuse. Les accès sont très forts et ont une durée d'au moins sept heures.

Le 11, je trouvai le malade parfaitement calme, attendant la fièvre à dix heures et demie du matin, car elle avait changé de type. De tierce qu'elle était avant l'entrée de R... à l'hôpital, elle était devenue quotidienne. (Diète; limonade gommeuse *bis;* potion avec deux grammes d'extrait d'olivier, à prendre en deux fois avant l'heure présumée de l'accès.) A trois heures du soir, le malade présente de la chaleur à la peau; il dit avoir eu la fièvre à deux heures, quatre heures plus tard que d'ordinaire; son pouls est développé, fréquent; la peau halitueuse, la soif modérée.

- Le 12, apyrexie complète le matin; l'accès de la veille ne s'est prolongé qu'une heure et demie, au lieu de sept heures, durée du précédent. (Diète; matin et soir, limonade gommeuse; potion avec deux grammes d'extrait d'olivier, à prendre comme la veille.) Le soir, le malade a la fièvre depuis midi; le pouls est fréquent, la peau chaude; cependant l'accès est moins fort que le précédent. Rien n'est ajouté à la prescription du matin.

Le 13, apyrexie le matin. (Bouillon toute la journée; continuation de la tisane; potion avec deux grammes d'extrait d'olivier.) Le soir, le malade dit ne pas avoir eu la fièvre. Cependant, je lûi trouve un peu de chaleur à la peau et une légère fréquence dans le pouls, mais ces phénomènes sont incomparablement moins intenses que la veille.

Le 14, le calme est parfait; le malade demande des alimens. (Bouillon; limonade gommeuse; potion avec deux grammes d'extrait d'olivier.) Le soir, R... assure que la fièvre est coupée, et qu'il n'en ressént plus, depuis trois jours, le plus léger symptôme. Néanmoins, le pouls conserve un peu de fréquence, bien que la température de la peau ne soit point au-dessus de l'état normal.

Le 15, à la visite du matin, le malade est très calme; il demande avec instance des alimens. (Bouillie; même boisson; potion avec deux grammes d'extrait d'olivier.) Le soir, apyrexie complète, convalescence.

Les 16, 17, 18 et jours suivans, la santé se soutient; mais le 22, R... éprouve une rechute nouvelle; il est encore traité par l'extrait amer d'écorce d'olivier, dont quatre grammes suffisent pour prévenir le retour des accès. La sortie de ce militaire eut lieu le 2 du mois de juillet suivant; il avait pris, en deux fois, quatorze grammes d'extrait d'écorce d'olivier.

Cinquième observation. — C..., Louis-Romain-Alexis, âgé de vingt-quatre ans, d'un tempérament sanguin, d'une faible constitution, caporal au 9° régiment d'infanterie de ligne, entra à l'hôpital militaire de Pampelune le 7 juin 1827, pour y être traité d'une fièvre intermittente tierce dont il se plaignait depuis trois jours. L'invasion de l'accès s'annonçait chaque fois par une éruption phlycténoïde, qui, s'étendant à toute la surface du corps, et principalement aux membres thoraciques, disparaissait avec l'excitation fébrile, pour se renouveler avec l'accès suivant. Le paroxisme avait ordinairement lieu les jours correspondans, à neuf heures du matin, par froid, chaleur et sueur.

Le 7, le malade a eu la fièvre le matin, il en a encore à trois heures du soir avec une douleur assez vive à la tête; la face est rouge et injectée; la chaleur de la peau est au-dessus de l'état physiologique; le pouls est fort et fréquent. (Diète absolue; limonade gommeuse *bis;* saignée du bras de douze onces.)

Le 8, jour apyrétique, le malade se dit bien mieux; cependant il accuse encore une vive douleur à la tête; il a le pouls développé, un peu fréquent, la face rouge, les yeux injectés, la langue sale, un peu rouge à la pointe; constipation. (Diète; limonade gommeuse *bis;* saignée du bras réitérée, lavement émollient.) Le soir, calme parfait. (Pédiluve.)

Le 9, le malade est calme le matin; il attend la fièvre à neuf heures et demie. (Diète; même boisson; lavement émollient.) Le soir, le malade a eu la fièvre à l'heure accoutumée, mais moins forte que les jours précédens; il est en transpiration.

Le 10, jour apyrétique; le malade a été pendant toute la journée dans un état semblable à celui de la santé, (Diète; même boisson.)

(96)

Le 11, apyrexie complète le matin. (Diète; limonade gommeuse *bis;* potion avec deux grammes
d'extrait d'olivier, à prendre en deux fois, avant
l'heure présumée de l'accès.) Le soir, calme parfait;
le malade déclare ne pas avoir eu la fièvre; il demande à manger. Rien n'est ajouté à la prescription
du matin.

Le 12, le mieux se soutient; C... demande à manger. (Bouillon; même boisson; potion avec deux
grammes d'extrait d'olivier.)

Les 13, 14, 15, 16 et 17, les alimens furent graduellement augmentés. Il mangeait, le 18, les
trois quarts de la portion, lorsque je lui trouvai un
peu de fièvre. Les alimens furent diminués pendant
quelques jours, et on lui fit prendre quelques potions avec la même quantité d'extrait d'olivier. Ce
militaire sortit enfin de l'hôpital très bien guéri,
le 25 du même mois; il avait pris, en deux époques,
douze grammes d'extrait d'olivier.

Sixième observation. — H..., Antoine, âgé de
vingt-cinq ans, d'un tempérament bilieux, d'une
forte constitution, soldat au 9e régiment d'infanterie de ligne, entra à l'hôpital militaire de Pampelune le 11 juin 1827, pour y être traité d'une fièvre
intermittente quotidienne dont il se plaignait depuis trois jours. Cette nouvelle affection pouvait
être considérée comme la rechute d'une maladie
semblable pour laquelle ce militaire était entré à
l'hôpital un mois avant, et en était sorti guéri vers
la fin du mois de mai. Outre l'affection périodique,
ce malade se plaignait aussi de douleurs sourdes

qu'il ressentait dans l'abdomen et qui augmentaient par la pression de cette partie. (Diète absolue; tisane d'orge; vingt-cinq sangsues sur l'abdomen; cataplasme émollient après leur chute.)

Le 12, mieux sensible; la douleur abdominale, qui devient intense au moment de l'accès, est moindre. Le malade attend la fièvre à onze heures. (Diète; limonade gommeuse *bis*; cataplasme émollient sur l'abdomen; demi-lavement de même nature.) Le soir, je trouve H... dans la période de chaleur : l'invasion de l'accès a eu lieu à midi par un violent frisson, qui a duré une heure; la chaleur, qui est encore assez forte à trois heures et demie de l'après midi, a duré jusqu'à cinq heures, moment où a commencé la sueur. L'accès était considéré terminé à sept heures et demie du soir. La douleur abdominale a été incomparablement moins forte.(Le cataplasme a été renouvelé et un lavement émollient pris.)

Le 13, le malade, qui est dans un état parfait de calme, attend la fièvre à midi. (Diète; limonade gommeuse *bis*; demi-lavement émollient.) Le soir, nous apprenons que l'invasion de la fièvre a eu lieu à onze heures, une heure plus tôt que la veille. A trois heures et un quart, la chaleur de la peau était assez forte; le pouls fréquent et développé; la langue recouverte d'une croûte muqueuse à son centre, rougeâtre à la pointe et sur les bords; une légère douleur abdominale et une chaleur à l'épigastre plus forte qu'aux autres parties du corps purent

être observées. (Demi-lavement émollient; cataplasme émollient sur l'abdomen.)

Le 14, à la visite du matin, il n'existait plus aucune trace des accidens de la veille; la céphalalgie
et la douleur abdominale avaient disparu avec l'accès, dont le retour est attendu à onze heures.
(Diète; limonade gommeuse *bis*; potion avec deux
grammes d'extrait d'olivier.) Le soir, je trouve le
malade avec très peu de fièvre; il dit l'avoir eue
sans frisson, à l'heure accoutumée, mais avec bien
moins de force que la veille. (Potion comme le
matin.)

Le 15, au matin, l'apyrexie est complète. (Diète;
limonade gommeuse; potion avec deux grammes
d'extrait d'olivier, à prendre comme précédemment
en trois fois, avant l'heure de l'accès.) Le soir, le
malade annonce avoir eu un léger mouvement fébrile, qui diminue chaque jour de force et de durée.
A trois heures du matin, le calme était rétabli.

Le 16, la fièvre a manqué de se manifester à
l'heure ordinaire. (Diète; même boisson, et une potion avec deux grammes d'extrait d'olivier.)

Le 17, calme parfait; la convalescence se prononce; le malade demande à manger. (Bouillon toute
la journée; limonade gommeuse; potion avec deux
grammes d'extrait d'olivier.)

Le 18, la fièvre est entièrement dissipée depuis
deux jours; la faim fatigue le malade. (Bouillie
toute la journée; limonade gommeuse; potion avec
deux grammes d'extrait d'olivier pour consolider la
guérison.)

Les 19, 20, 21 et jours suivans, la guérison se confirme de plus en plus, et H... sort enfin de l'hôpital, le 25 juin, après avoir pris douze grammes d'extrait d'olivier.

J'ai cru nécessaire d'entrer dans tous ces détails pour les six observations qui précèdent, afin de faire voir combien, dans quelques cas, l'effet du médicament qui m'occupe a été prompt. Je me bornerai, dans celles qui suivent, à indiquer les noms des militaires atteints de fièvres intermittentes, qui ont été guéris par le même moyen; je n'omettrai pas de rappeler également les régimens auxquels ils appartiennent, la durée de la maladie, et la quantité d'extrait d'olivier dont chacun d'eux a fait usage dans le cours du traitement.

Septième observation.—D..., François, canonnier au 6ᵉ régiment d'artillerie à pied, atteint de fièvre quotidienne avec irritation bronchique dont il se plaignait depuis huit jours, entra à l'hôpital militaire de Pampelune le 18 juin 1827, et en sortit guéri, le 4 août suivant, après avoir pris, pendant le traitement, quatorze grammes d'extrait d'olivier.

Huitième observation. —R..., Louis, soldat au 6ᵉ régiment d'infanterie de ligne, entra à l'hôpital militaire de Pampelune le 19 juin 1827, pour y être traité d'une fièvre intermittente quotidienne avec irritation bronchique, dont il se plaignait depuis deux jours. Il en sortit guéri le 9 août 1827 : huit grammes d'extrait d'écorce d'olivier suffirent pour dissiper sa fièvre.

Neuvième observation. —N..., Pierre-Louis, canonnier au 6ᵉ régiment d'artillerie à pied, entra à l'hôpital militaire de Pampelune le 17 juin 1827, pour y être traité d'une fièvre intermittente tierce dont il se plaignait depuis cinq jours. Il en sortit guéri, le 1ᵉʳ juillet suivant, ayant pris, pendant le traitement, dix grammes d'extrait d'olivier.

Dixième observation. — K..., Charles, soldat au 9ᵉ régiment d'infanterie de ligne, entra à l'hôpital militaire de Pampelune le 12 juin 1827, pour y être traité d'une fièvre intermittente tierce dont il était atteint depuis six jours Il fut guéri à l'aide de dix grammes d'extrait d'olivier, et sortit de l'hôpital le 6 août 1827. Ce militaire était encore à l'hôpital lorsqu'il retomba, quatre jours après une première guérison.

Onzième observation. —P..., Louis-Henri-François, soldat au 9ᵉ régiment d'infanterie de ligne, entra à l'hôpital militaire de Pampelune le 23 juin 1827, pour y être traité d'une fièvre tierce dont il était atteint depuis six jours. Ce militaire, dont la maladie n'était autre chose qu'un rechute d'une affection semblable qu'il avait eue douze jours auparavant, fut radicalement guéri au moyen de quatre grammes d'extrait d'olivier, et sortit de l'hôpital le 7 juillet suivant.

Douzième observation. —F..., Pierre, soldat au 9ᵉ régiment d'infanterie de ligne, entra à l'hôpital militaire de Pampelune le 22 juin 1827, pour y être traité d'une fièvre intermittente tierce dont il se plaignait depuis cinq jours. Il fut guéri au moyen de huit grammes d'extrait d'écorce d'olivier. Huit jours plus tard, il retomba, et enfin sortit de l'hôpital le 28 juillet, jouissant d'un parfaite santé, après avoir pris, à deux époques, seize grammes d'extrait d'écorce d'olivier.

Treizième observation.—R..., François, soldat au 9ᵉ régiment d'infanterie de ligne, entra à l'hôpital militaire de Pampelune le 16 juin 1827; il avait, depuis deux jours, une fièvre intermittente quotidienne. Ce malade parut guéri d'abord au moyen de quatre grammes d'extrait d'olivier pris en deux fois. Il retomba huit jours après, et fut définitivement débarrassé de sa fièvre, à l'aide du sulfate de quinine, parce qu'il ne restait plus d'extrait d'olivier; enfin, après la guérison d'une seconde rechute, il sortit de l'hôpital le 1ᵉʳ août suivant, n'ayant fait usage d'extrait d'olivier que pour son premier traitement.

Quatorzième observation.—C..., Antoine, caporal au 9ᵉ régiment d'infanterie de ligne, entra à l'hôpital militaire de Pampelune le 7 juin 1827, pour y être traité d'une bronchite qui affectait le type tierce (1), et dont il était atteint depuis quatre

---

(1) J'appelle ainsi une irritation assez intense des bronches, qui se manifeste tous les deux jours à une heure fixe, et accompagnée de frisson, de chaleur et de sueur. L'ensemble de ces symptômes dure ordinairement de trois à quatre heures; le calme renaît ensuite et se soutient jusqu'au retour de l'accès suivant, qui se manifeste de nouveau le surlendemain à peu près à la même heure.

jours. Il sortit guéri, le premier avril 1827, après avoir pris douze grammes d'extrait d'écorce d'olivier.

Quinzième observation.—G..., Jean-Pierre-Louis, soldat au 9ᵉ régiment d'infanterie de ligne, entra à l'hôpital militaire de Pampelune le 26 juin 1827, pour y être traité d'une fièvre intermittente quarte dont il était atteint depuis quatre jours. Il sortit de l'hôpital parfaitement guéri, le 12 juillet 1827, ayant pris huit grammes d'extrait d'olivier.

Seizième observation.—L..., Jacques, soldat au 9ᵉ régiment d'infanterie de ligne, entra à l'hôpital militaire de Pampelune le 26 juin 1827, pour y être traité d'une rechute de fièvre quotidienne dont il fut atteint deux fois depuis un mois, sortit guéri le 23 juillet suivant, après avoir pris seize grammes d'extrait d'olivier.

Dix-septième observation.—B..., Augustin-Guillaume, sergent au 9ᵉ régiment d'infanterie de ligne, entra à l'hôpital militaire de Pampelune le 1ᵉʳ juillet 1827, pour y être traité d'une fièvre intermittente tierce dont il était atteint depuis quatre jours. Étant à l'hôpital, il retomba, et sortit enfin guéri, le 3 août suivant, après avoir pris, en deux époques, douze grammes d'extrait d'olivier.

Dix-huitième observation. —L..., Jean-Baptiste, caporal au 9ᵉ régiment d'infanterie de ligne, entra à l'hôpital militaire de Pampelune le 3 juillet 1827, pour y être traité d'une fièvre quotidienne qu'il éprouvait, pour la seconde fois, depuis quatre jours. Il fut guéri par l'extrait d'olivier, dont il prit vingt-

deux grammes en plusieurs fois, et sortit de l'hôpital le 25 du même mois.

Il suffit de jeter les yeux sur les observations
dont je viens d'exposer les résultats, pour voir que
l'extrait d'écorce d'olivier possède la faculté fébrifuge à un degré très marqué. Nous ne devons pas
omettre de dire que l'administration de ce médicament a été quelquefois précédée de saignées locales
ou générales, suivant l'exigence des cas, lorsque
l'état de phlogose d'un ou de plusieurs organes se
manifestait avec une certaine violence pendant les
accès. Nous avons souvent vu les irritations intermittentes disparaître sous l'influence seule de la
diète et du repos, ou céder aux émissions sanguines
locales ou générales, ou enfin réclamer d'abord
l'emploi combiné de ces deux médications. L'extrait
d'olivier n'a jamais été mis en usage que lorsque les
autres moyens paraissaient insuffisans. J'ai des raisons de croire qu'il est au moins inutile d'insister
alors sur l'usage des anti-phlogistiques, parce que
l'on perd du temps sans nécessité, et que les malades,
dans quelques cas, tombent dans un état d'extrême
faiblesse. En général, lorsque l'on a eu à combattre
des irritations intermittentes, et elles se présentent
en très grand nombre à Pampelune et en Morée, on
a attaqué l'irritation par les saignées locales ou générales, et lorsqu'il ne restait plus que la périodicité, sans phlogose manifeste dans aucun organe,
on avait recours au spécifique exotique ou indigène,
dont l'expérience démontre l'efficacité contre cette
affection. On n'a jamais dépassé la dose de quatre

grammes d'extrait, dissous dans une potion gommeuse, ou dans une égale quantité de quelque autre véhicule approprié. Quatre grammes ont souvent suffi pour prévenir le retour d'un accès : dans d'autres cas plus rares, il en a fallu vingt-deux grammes; mais la quantité la plus ordinaire, et celle qui suffit sur les huit dixièmes des sujets, ne dépasse pas douze grammes, quels que soient la force et le type de la fièvre.

M. le docteur Faure, médecin en chef de l'hôpital, qui, d'après ma prière, fit les premiers essais sur l'extrait d'olivier, en a fractionné davantage les doses ; la prudence prescrivait cette réserve, parce qu'on agissait avec une substance dont on ignorait encore l'action sur l'économie animale : les observations suivantes ont été recueillies dans le service de ce praticien.

Dix-neuvième observation. —L..., Urbain, âgé de vingt-quatre ans, d'un tempérament sanguin, soldat au 9ᵉ régiment d'infanterie de ligne, entra à l'hôpital militaire de Pampelune le 28 avril 1823, pour y être traité d'une fièvre intermittente tierce dont il se plaignait depuis quatre jours. Du 28 avril au 9 mai suivant, il fut soumis à l'usage d'un régime léger et de boissons adoucissantes.

Le 10, jour apyrétique, le malade annonce avoir eu l'accès moins fort que de coutume ; son invasion a eu lieu la veille, à une heure de l'après-midi, par des frissons qui durèrent une heure, et auxquels succéda la chaleur : celle-ci, à son tour, dura jusqu'à six heures du soir. (A la visite du matin, on lui prescrivit la soupe et des pruneaux toute la journée : diète de vin, tisane amère pour boisson , et une potion gommeuse avec douze grains d'extrait d'olivier.)

Le soir, rien de nouveau. La potion a paru un peu amère au malade.

Le 11, à la visite du matin, apyrexie. (Diète le matin, soupe et pruneaux-le soir ; tisane amère ; potion gommeuse avec dix-huit grains d'extrait d'olivier, à prendre en trois fois pendant les heures qui précédent le retour de l'accès.) La potion est plus amère que celle de la veille. A onze heures et demie , retour de l'accès par un frisson qui dura une heure. La chaleur et la sueur n'ont duré que quatre heures. En conséquence, la durée de l'accès qui a suivi immédiatement les premières doses du médicament a été moindre de cinq heures.

Le 12, à la visite du matin, le malade paraît dans un état de parfaite santé. (Soupe et pruneaux matin et soir, tisane amère, potion avec vingt-quatre grains d'extrait d'olivier.)

Le soir, rien de nouveau.

Le 13, à la visite du matin, calme parfait. (Diète le matin, quart et pruneaux le soir ; tisane amère; potion avec vingt-quatre grains d'extrait d'olivier.) Retour de l'accès à dix heures et un quart du matin ; il fut de même force et d'une durée égale à celle du précédent, et, de même que celui-ci, il a avancé d'une heure.

Le 14, apyrexie complète. (Soupe et pruneaux le soir ; tisane amère ; potion avec vingt-quatre grains d'extrait d'olivier : cette potion fut répétée le soir.)

Le 15, à la visite du matin, état parfait de santé. (Diète le matin, soupe et pruneaux le soir; tisane amère; potion avec extrait d'olivier, vingt-quatre grains.) A neuf heures et demie du matin, retour de l'accès par de légers frissons; la chaleur est très faible et de peu de durée; l'apyrexie est complète à deux heures de l'après-midi.

Le 16, le malade est très bien. (Soupe et pruneaux matin et soir; tisane amère; potion gommeuse avec deux grammes d'extrait d'olivier.)

Le 17, à sept heures du matin, apyrexie complète. (Diète le matin, quart et pruneaux le soir; tisane amère; potion gommeuse *bis*. On ne prescrit pas d'extrait, parce que l'heure du retour de l'accès semble trop rapprochée du moment où se fait la visite.) A neuf heures et demie, le malade a éprouvé une légère sensation de froid, qui n'a duré que quelques minutes. Une heure plus tard, l'apyrexie était complète.

Le 18, calme parfait. (Quart de portion et pruneaux toute la journée; tisane amère; potion avec l'extrait d'olivier, deux grammes.)

Le 19, à la visite du matin, état parfait de santé. (Diète le matin, quart et pruneaux le soir; tisane amère; potion avec deux grammes d'extrait d'olivier.) A onze heures et demie du matin, je fus voir le malade, et je le trouvai lisant tranquillement dans son lit. Il déclare qu'il n'a pas eu de fièvre, et je le trouve parfaitement calme.

Les 20 et 21, on lui prescrivit encore deux potions avec le même extrait, l'une de deux grammes, et l'autre de vingt-quatre grains, afin de prévenir une rechute qui aurait pu avoir lieu.

Le 22 et les jours suivans, les alimens furent graduellement augmentés, et L... sortit de l'hôpital le 26 mai, parfaitement guéri. On ne lui prescrivit de vin que le jour de sa sortie.

Vingtième observation. — T..., Nicolas, âgé de vingt-six ans, d'un tempérament sanguin, d'une forte constitution, caporal au 9ᵉ régiment d'infanterie de ligne, entra à l'hôpital militaire de Pampelune le 18 mai 1827, pour y être traité d'une fièvre intermittente tierce dont il se plaignait depuis trois jours. (Pruneaux matin et soir; eau gommeuse, potion gommeuse *bis.*)

Le 19, jour de l'accès, le malade a la fièvre depuis quatre heures du matin. Au moment de la visite, on le trouve dans le stade de chaleur (Diète le matin, soupe et pruneaux le soir ; tisane amère, potion gommeuse *bis.*) Calme le soir.

Le 20, jour apyrétique, la tranquillité est parfaite. (Soupe et pruneaux ; tisane amère ; potion avec vingt-quatre grains d'extrait d'olivier.)

Le 21, retour de l'accès à la même heure que précédemment, mais avec moins de force ; chaleur halitueuse à sept heures du matin. (Diète absolue le matin, soupe et pruneaux le soir ; tisane amère; potion gommeuse.) Le soir, tous les accidens sont dissipés.

Le 22, l'invasion de l'accès a eu lieu à deux heures

du matin, c'est-à-dire deux heures plus tôt que l'avant-veille. A sept heures, la fièvre est sur son déclin. (Bouillie le matin, soupe et pruneaux le soir; tisane amère; potion avec vingt-quatre grains d'extrait d'olivier, à prendre après la chute de l'accès.) Le soir, toutes les fonctions sont rentrées dans l'état normal.

Le 23, jour apyrétique, le malade est très calme. (Soupe et pruneaux; tisane amère; potion avec dix-huit grains d'extrait d'écorce d'olivier.)

Le 24, calme parfait toute la journée. (Soupe et pruneaux matin et soir; tisane amère; potion avec deux grammes d'extrait d'olivier, à prendre en quatre fois, de trois en trois heures.)

Le 25, à la visite du matin, le malade assure ne pas avoir eu la fièvre; il est parfaitement calme à sept heures. (Quart le matin, soupe et pruneaux le soir; tisane amère; potion avec extrait d'olivier, deux grammes.)

Les 26 et 27, le malade peut être considéré comme étant en convalescence; on lui augmente graduellement les alimens, et, afin de consolider la guérison, on lui prescrit chaque jour une potion avec deux grammes d'extrait d'olivier.

Le 28, l'état de santé se soutient. (Demi-portion le matin, quart le soir, riz au lait toute la journée; tisane amère; potion avec douze grains d'extrait d'olivier.) Enfin le 3i, T... sort de l'hôpital parfaitement guéri.

Vingt et unième observation. — J...., Nicolas, âgé de vingt-trois ans, d'un tempérament sanguin, d'une constitution forte, robuste, caporal au 9e régiment d'infanterie de ligne, entra à l'hôpital militaire de Pampelune le 18 mai 1827, pour y être traité d'une fièvre intermittente tierce dont il était atteint depuis trois jours. Comme c'est le jour apyrétique, il est sans fièvre à la visite du soir. (Pruneaux; tisane gommeuse, potion gommeuse.)

Le 19, jour de l'accès, le malade est, à sept heures du matin, dans un violent état de fièvre. (Diète le matin; soupe et pruneaux le soir; tisane amère, potion gommeuse *bis.*) Le soir, l'accès a duré huit heures; il a été d'une force extrême. Le calme n'a reparu qu'à trois heures et demie.

Le 20, apyrexie complète. (Soupe et pruneaux toute la journée; tisane amère; potion gommeuse avec vingt-quatre grains d'extrait d'olivier, à prendre en quatre fois, de deux en deux heures.)

Le 21, à la visite du matin, le malade est dans l'accès; il déclare que celui-ci est moins fort que le précédent, et qu'il a retardé de trois heures. (Soupe et pruneaux toute la journée; tisane amère; potion avec vingt-quatre grains d'extrait d'olivier, à prendre, après la chute de la fièvre, en quatre fois.) Le soir, apyrexie complète; l'accès n'a duré que cinq heures.

Le 22, apyrexie. (Soupe et pruneaux matin et soir; tisane amère; potion avec vingt-quatre grains d'extrait d'olivier.)

Le 23, à sept heures du matin, apyrexie complète; la fièvre a manqué; le malade, qui est très content, se dit guéri. (Soupe et pruneaux matin et soir; tisane amère; potion avec vingt-quatre grains

d'extrait d'olivier, à prendre comme précédemment.)
Le soir, le calme a été parfait toute la journée, d'où
il résulte que soixante-douze grains d'extrait d'olivier ont prévenu le retour des accès d'une fièvre
qui se déclarait tous les deux jours avec violence.
La potion prescrite le matin ne fut administrée
qu'afin de consolider la guérison et de prévenir une
rechute. M. Faure recommanda au malade de n'en
prendre qu'après la visite du soir, croyant possible
le retour de l'accès pendant la journée, et ne voulant pas que le malade prît le médicament pendant
sa durée.

Les 24, 25 et 26, la convalescence se confirme :
chaque jour, les alimens sont un peu augmentés.
(Tisane amère ; potion avec vingt-quatre grains d'extrait d'olivier.)

Le 27, le malade est très bien ; il ne lui manque
plus que des forces. (Demi-portion avec des pruneaux ; tisane amère ; potion avec douze grains d'extrait d'olivier.)

Les 28, 29, 30 et 31, les alimens furent graduellement augmentés, et le 1er juin, J..., sortit de l'hôpital très bien guéri.

M. le docteur Faure a tenu ces trois malades à la
diète absolue du vin pendant tout le traitement, et
ne leur en a accordé que le jour de leur sortie de
l'hôpital.

Trois autres personnes de Pampelune furent aussi
traitées par l'extrait d'olivier, pour combattre la
fièvre intermittente dont elles se plaignaient depuis
un mois. Voici les faits :

Dans le courant du mois de juin, je fus appelé par une dame française habitant Pampelune depuis plusieurs années, pour visiter ses trois enfans qui avaient la fièvre, l'aîné, âgé de vingt-trois ans, tous les deux jours, et les deux plus jeunes tous les jours. Le second de ces malades était une demoiselle âgée de dix-huit ans, et le troisième, un garçon de onze ans. Ces trois sujets étaient faibles, pâles et extrêmement maigres. Le quinquina avait été employé sous plusieurs formes, sans qu'on en eût obtenu aucun résultat décidé. M'étant assuré que les organes digestifs n'étaient le siége d'aucune altération susceptible de contre-indiquer ce médicament, je prescrivis à chaque malade deux grammes d'extrait d'olivier à prendre entre les accès. Cette dose fut répétée encore une fois, et, au moyen de ces deux prises, la fièvre ne reparut plus chez les deux plus jeunes. L'aîné en fut encore atteint ; mais les accès avaient de beaucoup diminué en durée et en force. Quelques grains de sulfate de quinine complétèrent la guérison, et je ne fus obligé d'y recourir que parce que je n'avais plus à ma disposition d'extrait d'olivier. Je dois noter que le sujet dont la guérison fut terminée avec le sulfate de quinine a éprouvé, huit jours après, une rechute, tandis que les deux autres ont toujours continué à se bien porter.

Pendant les mois de février et mars de l'année 1829, étant en Morée, chargé en chef du service médical de l'hôpital militaire de Patras, j'ai eu occasion d'administrer à une vingtaine de malades atteints de fièvre quotidienne ou tierce, le principe amer de l'olivier, et je puis certifier que tous furent guéris après leur avoir fait prendre deux, trois ou quatre potions, dont nous allons donner la composition. L'état de pénurie dans lequel nous nous sommes trouvés en Morée me mettait dans l'impossibilité de préparer, comme nous l'avions fait en Espagne, le principe amer de l'olivier. Nous eûmes recours à la préparation suivante :

. Deux cents grammes d'écorce d'olivier que j'avais recueillis sur de jeunes arbres qui avaient échappé à la destruction générale, furent mis en digestion pendant cinq jours dans un litre d'eau-de-vie ordinaire; cet alcoolé ayant été filtré, servit à préparer les potions dont voici la composition (1) :

Alcoolé (teinture) d'olivier. . . . ℥ ½,
Eau commune. . . . . ℥ ij.

Ce médicament, qui est d'une grande amertume, a toujours été administré en deux fois avec le plus grand succès. Je puis dire qu'il m'a été d'un grand secours en Morée, et particulièrement pendant mon séjour à Coron, où la classe indigente est très nombreuse. La classe aisée même, dans quelques cas, fut obligée, d'après mon conseil, d'avoir recours à

____

(1) On peut voir encore ce qui est relatif aux formes pharmaceutiques de l'olivier dans la notice additionnelle à mon Mémoire, publiée par M. Chéreau, *Journal de Chimie médicale*, t. IV, page 543.

cé médicament indigène; car on ne trouve pas dans ce pays de pharmacien, et les habitans sont obligés de faire venir les médicamens dont ils ont besoin de Calamata, petite ville du Magne, qui se trouve à plusieurs lieues de là. Presque toujours la médication dont nous parlons a été heureuse, et dans aucun cas elle n'a été suivie d'accidens.

Les observations que nous venons de rapporter prouvent toutes plus ou moins en faveur de la faculté anti-périodique de l'extrait d'écorce d'olivier, et m'autorisent à le considérer comme le meilleur succédané du quinquina que nous possédions en Europe. Chose remarquable, c'est que ce n'est point à la force de l'amertume que l'olivier doit ses propriétés médicamenteuses, mais bien à une faculté qui lui est propre, et que d'autres végétaux indigènes, doués d'un plus haut degré d'amertume, ne possèdent pas également. L'extrait de gentiane, par exemple, avec lequel j'ai fait quelques expériences comparatives, prévient aussi quelquefois le retour des fièvres intermittentes vernales; mais ses effets sont moins constans, bien que sa saveur amère, à dose égale, soit plus prononcée que celle de l'extrait d'olivier, qui est, sous tous les rapports, moins désagréable au goût.

Les préparations pharmaceutiques à l'aide desquelles l'olivier peut être administré sont des plus simples : l'écorce, que l'on doit toujours préférer aux feuilles pour l'usage médicinal, peut être administrée sous toutes les formes, en poudre, en in-

fusion aqueuse ou vineuse, en décoction, en teinture, et surtout en extrait et en sirop.

La préparation dont je me suis servi fréquemment et que je préfère à toutes les autres pour prévenir le retour des accès des fièvres intermittentes,
est celle qui consiste à dissoudre l'extrait d'olivier,
préparé comme nous l'avons dit, dans un liquide
approprié, tel qu'un julep gommeux, ou tout simplement dans une égale quantité de véhicule aqueux.
On peut aussi l'administrer en pilules. On le près-
crit à la dose de demi-gros pour les adultes où un
gros au plus, pris en deux où trois fois pendant les
intervalles apyrétiques.

Le sirop que j'ai préparé avec l'écorce d'olivier
est un médicament précieux pour les enfans, lorsqu'ils sont atteints d'affections intermittentes. Je
l'ai employé aussi avec un grand succès chez les
jeunes sujets cacochymes, faibles, anémiques, dans
la constitution desquels prédomine le système lym-
phatique. C'est un tonique révulsif qui m'a particulièrement réussi contre les affections scrofuleuses
de tous les âges et de tous les sexes.

Le procédé au moyen duquel on doit préparer le
sirop d'olivier consiste à prendre une livre d'écorce
sèche d'olivier, à la concasser, et à la faire bouillir
dans huit pintes d'eau de fontaine; on passe au
travers d'un blanchet, et ensuite on fait évaporer
pour réduire à moitié. La liqueur étant refroidie,
on la décante pour en séparer la matière résineuse,
qui se précipite par le refroidissement. On ajoute
enfin à cette décoction douze livres de sucre terré,

puis on clarifie avec des blancs d'œufs, et l'on fait cuire jusqu'à consistance de sirop. Ce médicament est conservé pour l'usage dans des bouteilles exactement fermées.

Le sirop d'écorce d'olivier à été administré, dans les cas indiqués plus haut, à la dose d'une once, fractionnée en trois ou quatre prises, données pendant les intervalles apyrétiques, dans les affections intermittentes des enfans. Pour les autres cas, on en donne une cuillerée à café tous les matins à jeun aux enfans, et une cuillerée à bouche aux personnes d'un âge plus avancé. On peut répéter cette prise deux ou trois fois par jour; il ne serait peut-être pas prudent d'aller au-delà de cette quantité. Afin que ce médicament produise tout son effet, il faut le donner, autant que possible, le matin à jeun, et dans la journée, deux heures au moins avant ou après les repas.

Le procédé que je viens de décrire pour le sirop d'olivier peut être suivi par tous les pharmaciens; mais en attendant qu'on trouve dans le commerce des écorces d'olivier, j'ai cru devoir profiter de mon séjour à Paris pour faire préparer une certaine quantité de sirop avec les écorces que j'avais apportées de la Navarre espagnole. C'est à M. Chéreau, pharmacien à Paris, membre de l'Académie royale de Médecine, etc., que j'ai confié cette préparation.

Je croirai avoir rendu quelque service à la science et à la pratique médicale dans les hôpitaux, si, par ce que je viens de dire, je parviens à attirer l'at-

tention des chimistes et des médecins sur un objet
qui pourra peut-être un jour, sinon remplacer le
quinquina, du moins en diminuer de beaucoup la
consommation, en lui substituant l'écorce d'olivier,
qui est abondamment cultivé dans les parties mé-
ridionales de l'Europe.

D'ailleurs, il sera toujours possible que des circonstances de guerre ou d'autres, qu'il est impossible de déterminer, rendent, pour des temps plus
ou moins longs, le quinquina très rare, ou même
impossible à se procurer; et dès lors un végétal indigène, qui croît sur une grande partie de notre sol,
et qui jouit de propriétés presque aussi actives que
celles de l'écorce de Pérou, présentera constamment
une ressource précieuse qu'on ne doit pas négliger.

FIN.